心身養生のコツ

神田橋 條治 著

岩崎学術出版社

まえがき

こんどの改訂では、いろいろと変えたところがあります。まず本の題名を「精神科」から「心身」へ変えました。そのわけは、①ボクの診療はだんだん精神科でない患者さんが増えてきたこと、②ボクは老人になって、精神科の新しい専門知識を知らない医師になり、精神科専門医の資格も持たない、「精神科で長く働いてきたただの老医者」になってしまっていること、③治療の方法が普通の精神科ではやらない、漢方、サプリメント、鍼灸、食養、気功、整体、などのごちゃまぜになってしまっていること、④治療や養生を考えるときに「心身は不二である」と思うようになったこと、などです。

五十年を超える年月のあいだに、ボクの養生観は徐々に変わりました。しかし、この本の芯にある初志は変わっていません。変わった部分・変わらない部分をお伝えしておくと、みなさんにとって分かりやすいだろうと思い、初版の「まえがき」と次の改訂版の「まえがき」とを残しました。

ボクの好きな養生法は、①熟練や特別な知識がいらず、自分でできて、人に教えてあげることもできる。②お金や道具がいらず、いつでも・どこでもできる。③天然の食品や自然の物以外を、できるだけ体内に入れない、が方針ですが、④ボクは八十歳を過ぎ、週二日の診療が精一杯となりました。これが最後の改訂になるので、いま行っているいろんな技術のなかの、残しておきたいものを書いておくことにしました。そのため、専門家や特殊な病気の人や養生法に熱心な人向けの部分を「熟練」という項目にまとめました。マアマア健康な皆さんは、そこは飛ばしてお読みください。

また、老人や病気の人もできるように、寝床の中でもできるように書いていますが、若い人や元気な人は起きてしてくださってもよいのです。また、前の本をお持ちで、すでにいろいろな方法に慣れている方は、どうぞそのままお続けください。だけど、今回のほうが改良され・進歩しているものもあります。

それぞれの養生法について、はじめに基本の方法をお話しし、次に、その養生法についてのボクの考えなどを「付言」として書きました。皆さんの理解を助けるでしょう。

いろいろな養生法を組み合わせたり、同時に行ったりするのが便利です。そこで、いろいろな養生法を『　』で囲み、別の方法と組み合わせるようにしました。お読みになっているとき『　』に出会ったら、そのもともとの説明を目次から捜してください。また『　』が出てくるページを本の最後の「索引」に挙げてあります。

今回の大きく変えた点は五つです。①第一章として「養生のための物語」を書きました。実際の養生法は、それぞれバラバラに思いついて工夫して、効き目のあったもの、を集めているのですが、それを続けていると、ぼんやりとしたまとまりのような考えが、ボクのなかに湧いてきます。その考えをお話しておくと、皆さんにとって、それぞれの方法の味や中身が分かりやすくなるだろうと思うからです。決して「養生論」ではありません。ですから、ボクの「物語」に賛成されない方でも、あちこちの、気に入った方法だけを試して役立ててください。そのことについても第一章で少していねいにお話します。

②第三章として「コトバ」についての考えをまとめました。文明社会に生きる人の「いのち」にとって、コトバは良くも悪くも欠かせない重要なものです。養生法にとっても、コトバの「有用性・有害性」にこころを留めておくととても役立ちます。

③漢方薬については、素人向けの良い本がいっぱいありますので、それらに譲ることにしました。ただし前の本の内容はそのままで役立ちます。

④「いろいろな病気について」を省きました。その理由は、現在の医療で使われている診断名が客観的すなわち誰でも納得できる「見かけ」で付けられているので、本質を推測して診断する昔の「フィーリング診断」をいまも行っているボクの助言では、みなさんに誤解を与えて、かえって治療や養生の邪魔になることを恐れるからです。

⑤いまはインターネットでいろいろな知識や考えを知ることができますので、テーマによっては、インターネットで検索して参考にしてもらうことにしました。

挿絵は初版のときの竹下秀司さんにお願いしました。編集は布施谷友美さんに代わって長谷川純さんにお世話になりました。

皆さんの「いのち」が豊かなものとなりますよう。

傘寿を過ぎて、

神田橋　條治

改訂版のまえがき

初版からちょうど十年が経ちました。この間、わたくしは古希を迎え、週三日のパート医となりました。加齢からの衰えを考え、心身に余裕をつくる予定でした。ところが、生来の教え好きのせいで、頼まれるままに、あちこちでの合宿勉強会を引き受けてしまいました。また、外来患者が多くなり忙しくなりました。忙しくなったせいで、本を読まなくなりましたが、現場での工夫のほうは増えました。養生のコツもずいぶん溜まり、改訂に取りかかりました。困ったのは、最近のわたくしの診療は、行き当たりばったりの、一発芸的な助言が多くて、一貫性を欠くことです。そうした雑多な助言を拾い集めて、汎用性のある助言にまとめるのに苦労しました。また、養生法や助言を皆さんが試行されるうちに、一人ひとりが、自分に合ったやり方を思いつかれて、自己流が生まれますようにと工夫しました。工夫しているとき、気づきがありました。それは、この本での「養生のコツ」の基底にあるのは、「原始生命体の機能を呼び戻しましょう」との呼びかけであるとの気づきです。

精神科治療学が医学の他の分野にくらべて遅れているのは、動物実験で代用できる部分が少ないせいです。精神の病は、動物であるヒト種の病ではない、人間の病だからです。その理由は、わたくしたちはヒトではなく、内側に文化を組み込んでいる人間というありようであり、そのありようを脱することはできないからなのです。いま必要なのは、他の生物と同じようにもっている、原始生命体の機能を呼び戻し、それと、進化が生み出した人間というありようとの和解を図ることです。昨今、哲学の分野からその作業が進められているようです。わたくしは病と養生の現場で同じ作業を試みているのでしょう。

改訂の機会に、挿絵を嘉嶋維子さんにお願いしました。編集者も西田信策さんが定年退職されて布施谷友美さんに引き継がれました。本書でも嘉嶋領子さんに助力をいただきました。お三方に御礼申し上げます。

平成二十一年春

神田橋　條治

初版のまえがき

精神科医として治療をしているわたくしの担当患者たちのために、療養の手引きとなるパンフレットのようなものを作りたいと思いはじめたのは、もう二十年ほど前になります。治療とは結局のところ、生物としての自然治癒力を助けているだけであり、患者自身が自分の内にある自然治癒力と協力し、同時に専門家の助力と協力してゆくことが大切だ、と思ったからです。ところがその後、専門家が行った治療の失敗や副作用でかえって不幸になっているらしい患者をときどき見かけ、考えが少し変わりました。どのような治療でも、患者自身の養生がまず基本にあり、専門家の治療はそれに協力するかたちになるのが正しい、と思うようになったのです。

医療の他の分野では、患者のための療養の手引きはたくさんでています。どうして精神科の患者のためにはそうした本が出ていないのでしょう。はじめの頃わたくしは、精神科の患者は小児科の患者や認知症の人と同じで自分の治療に参加することのできない人、と専門家が思い込んでいるからだと憤慨して、ぜひ手引き書をつくろうと意気込んでいました。

いざ書こうとしてみると、とんでもない思い違いをしていたことに気がつきました。精神科の治療の現場には、確かなことがとっても少ないのです。ですから、すべての患者に向かって「こうしたらいいですよ」と助言することなどできないのです。精神科治療の実際は、一人ひとりの患者その人に合う治療や養生を探してゆく、手探りの作業なのです。

確かな助言が無いという現実と、手探りの現場だからこそ、患者がその作業に参加するためのコツが必要なんだ、との思いとのあいだで、歯がゆい月日が過ぎてゆきました。そしてわたくしは還暦を迎えました。いくら待っても、確かな助言が書ける日など来ないことだけが確かとなりました。

だけど、患者の自助活動が大切だと考えるようになって以来、わたくしは、さまざまな助言や提案をして、患者とともに手探りで工夫してきました。そのなかには、わりに多くの患者に役立ったアイデアが溜まってきてはいます。とりあえず、それらを書き残しておけば、何もないよりはましなヒント集になるだろうと考え、書きはじめることにしました。ですから、「養生のコツ」なんて、気恥ずかしいのですが、わたくしのコツ・シリーズ三部作のきょうだいにしたいのでこの書名にしたのです。

「多くの患者に役立った」とは、すべての患者に役立ったわけではないという意味です。ですから、この本を読んでくださっているあなたに役立つかどうかを、ちょっと試してみて決めてください。そのために、第一章に「気持ちがいい」という確かめのためのセンスの持ち方・育て方を書きました。また「気持ちがいい」の補助として「指テスト」などの方法も書きました。

おおよそのところ、大切で基本的な事柄をはじめの方の章に書いています。また、それぞれの章のなかでも、基本的な助言から応用へと順に述べています。ですから、基本的なところができるようになってから、あるいは理解できてから、次に進むようにしてください。さらに、それぞれの章のなかでは、まず実際的な助言を述べ、次にそうした助言にまつわるわたくしの考えを「連想」として付けています。はじめは、この「連想」の部分はとばして読んでくださっていいのです。そして、ゆっくりした時間のあるときに目を通してくださると、助言の意味をより正確に理解してもらえると思います。

「連想」のなかのわたくしの考えも、また助言そのものも、精神医学の一般の考えとは少々ちがっているものを含んでいます。また、あなたの治療を担当してくださっている専門家の考えと違っていたり、正反対だったりするかもしれません。そのような部分にでくわしたさいには、どちらが正しいのかと考えるのではなく、どちらが自分の「いまの状態」にとって役立つヒントになるかと考えて、できれば両方を試してみて選ぶようにしてください。しばらくして、自分の状態が変わってゆくと、前には選ばなかった方の考えや方法が合うようになるのが普通なのです。いつまでも同じ方法が合うなんてことは少ないのです。胃腸がわるくなった人は、軟らかで消化が良くて栄養の薄いものから食べ始めて、徐々に、歯ごたえのある普通の栄養の濃い食事へと移してゆくのです。その順序やスピードは人それぞれに合わすのが正しいのです。

この本をまとめるにあたっては、伊敷病院の患者や職員の方々に助言をもらいました。またいろいろな方々の助けをもらいました。気功法の仲間、漢方の仲間、挿絵を担当してくださった竹下秀司さん、編集を担当してくださった岩崎学術出版社の西田信策さんからもいろんなアイデアをもらいました。

まわりの人々に助けられ、専門家と協力しながら、自分のために、自分で工夫しつづけると、すこしずつ道がひらけます。あなたの養生の道もそのようにしてひらけてゆくのです。

平成十年暮れ

心身養生のコツ

もくじ

本文イラスト……竹下　秀司

第一章　養生のための物語

❖ 論と物語

「養生論」は昔からありましたし、現代でもいろんな人々が書いたり語ったりしています。ボクは「論」を好きでありません。論は、正しいか誤りかと考えます。正しいものを残し正しくないものを蹴飛ばす動きを生みます。そうなると、人の心身すなわち「いのち」の柔らかさや「人はそれぞれ」という、曖昧な考え方を貶したり、のびのびした動きを妨げたりします。ですから、「論」に親しみ「正・誤」の仕分けを熱心にすると心身が固くなり、養生から遠くなります。

ボクは「物語」が好きです。物語はフィーリングの世界ですから「正しい・正しくない」を言い立てません。「信じる者は救われる」物語と「信じる者は騙される」物語とが排除しあうことなく両立している曖昧な雰囲気が、「いのち」をなごませます。この本でボクがお話するのは「論」ではなく「物語」「ヒント」なのだと思ってくださると、それだけでも養生になるだろうと思います。さらに、世の中で言い立てられているいろんな分野での「論」のフィーリングを感じ取り「物語」と読み替えてみるのを習慣にすると、「いのち」がホッコリして、読み替える作業がそのまま養生法となりましょう。読み替えを許さない雰囲気・フィーリング、をまとっている「論」に出会ったら、「いのち」が「ひやり」とするはずです。恐ろしい事態が迫っていることへの予感です。この「有無を言わせない」雰囲気は、戦時中や専制政治の雰囲気です。戦争や政治に限らず、「科学的に裏付けられた」最新の治療の場での「論」にも、ときおりこの怖さがあります。「多数決の暴力」「個を圧殺」「主観の排除」「いのちの無視」の怖さです。

とてもしばしば、相手を説得するのに、ことわざや寓話などを使う人がいます。あれは本来フィーリングである物語の誤用です。相手を説得してこちらの意見に従わせるのは「論」の役割です。ことわざや寓話などの物語は、それをこころの身近くにチョット置くだけです。「ツッコミ」です。「ヒント」です。そのヒントに響きあう時節が相手や自分の中にちょうど来ているタイミングだと、ヒントは受け入れられて動きを引き起こします。川柳の働きはそれです。力技としての説得や支配とは異なる「誘い」です。ボクがお話するいろいろなコツもすべて、あなたの中に時節が来ている時ならば役立つのです。ですから、熟読するよりも、時折ページをめくる読み方をおすすめしますし、この本のなかのいろいろな方法も、ボクの「物語」全体に賛成しない方でも試してみて役立つようなら、ご自身の生活のなかに組み込んで活用してください。「方法」はすべて、現場での思いつきをあれこれ試してみてできたのであり、論理的・合理的に生み出されたものではないからです。

〈付言〉この本の内容はオリジナルでないものも多く含んでいます。原作者の方法へボク流の工夫を加えた「亜流」です。「運用」と言ってもいいでしょう。みなさんが自分の健康のためにボクの方法を運用される際にも、ご自分なりの工夫を加えた「さらなる亜流」にしてください。

❖養生とは

お母さんのからだの中の数百個の卵子が月に一個ずつ送り出されます。そのときタイミング良くお父さんの数億個の精子が送り出されて、その中の幸運な一個が卵子と出会うと受精です。受精卵が上手く子宮の寝床に収まると成育がスタートです。そのことを想像すると、わたしたちの「いのち」はすごーい幸運の結果なのです。受精卵には遺伝子の形で未来への設計図が準備されています。成育の進み方や結果や老化やろうそくの火が消えるような終末までの設計図が、はじめからできています。その点はすべての生物で同じです。ですから、瓜のつるには瓜がなるし、長生きのコツはまず長生きの家系に生まれることなのです。運動選手の家系もあるのです。だけど実際には設計図通りに進むことはありません。途中でいろいろな邪魔が入るだけでなく、用意されている遺伝子はタイミング良い環境が揃ったときだけに発動するという場合もあるのです。受精から終末までのいのちが設計図の準備の通りに進むように心を配るのが「養生」です。「鵜は鵜のように、カラスはカラスのように」です。「邪魔」は山ほどあり、ことにヒトではその種類がひどく多いのです。「治療」や「養生」の中心は「邪魔」を除くことです。あとは「自然治癒力」が引き受けます。

❖ 自然治癒力

あなたが眠れないときには、睡眠薬を飲みます。薬が効くと眠れます。そのことは、薬が眠らせる作用をもっていることを示します。

眠れないあなたは、毎晩、睡眠薬を飲みます。うまくいくとそのうちに、薬なしで眠れるようになることが多いのです。これは、不思議なことです。薬は「薬なしで眠れるようにする作用」など持っていません。その証拠に、薬を飲むのが癖になってしまい、薬をやめられなくなったり、だんだん薬の量が増えてしまって困っている人もいます。

だんだん薬なしで眠れるようになった人は、薬で眠ることで良いコンディションを保っている間に、次第に「自分の力で眠れる脳」の状態に戻ったからです。生命体は多くの場合、こうした治る力をもっています。これを自然治癒力といいます。そして、病気が治るのは実のところ、自然治癒力の働きであり、医師が行う「治療」は、自然治癒力が働きやすいように状況を整えているだけなのです。医学が進歩したせいで、「治療」の本分と限界とが忘れられ、「必ず治す」を皆さんが治療に求めるようになりました。ちゃんとした治療がされたのだけど、良い結果にならなかったからと訴訟になることが多くなり、そのせいで産科医や外科医を目指す医学生が減っています。

たとえば、手足に切り傷を受けたとき、外科のお医者さんが針と糸で傷口を縫い合わせます。そうすることで、離れている皮膚同士を近づけて、その位置でずれないように固定しているだけなのです。そして不潔にならないようにガーゼで覆います。これらはすべて、自然治癒力が働きやすい状況を作っているのです。そしてあとは待っているのです。ほとんどの「治療」はそんなものです。鍼灸の治療も、からだの内部の流れを整え、後は自然治癒力に働いてもらうのです。すべての治療は自然治癒力を当てにし頼りにしているのです。ですから「自然治癒力に配慮し奉仕する」が治療の本分です。

「養生」と「治療」はまったく別というわけではありませんが、自然治癒力を応援したり、自然治癒力が働きにくくなっている事情を改善して本来の働きを取り戻させようとあれこれ工夫するのが「養生」の主な仕事です。このテーマを掘り下げて考えるには、「不二の心身」すなわち「いのち」のところまで戻った物語が役立ちます。ちなみに「痛み」を例に「治療」から養生へ順番に並べてみますと「手術や麻酔」⇩「注射や鎮痛剤」⇩「鍼灸」⇩「整体や指圧」⇩「食養や温泉」⇩「気功やラジオ体操」となり、養生の方ほど誰でもできる日常的な色合いが強くなります。

〈付言〉①「自然治癒力」と言葉で表わすと、なにか素晴らしい働きのように聞こえます。だけど、自然治癒力の中身は『折り合いをつける』なのです。たとえば、トレーニングは辛いものです。しかし、続けていると辛さを感じなくなります。「馴れ」です。筋肉が太くなり疲れ感は鈍くなったのです。これが「馴れ」です。「折り合いをつけた」のです。トレーニングを止めると元のからだの状態に戻ってしまうことから、「折り合いをつけていた」ことがわかります。ですから、長い目で見ると「折り合いをつけた」せいで反っていのちにとって都合の悪い結果になり、それに対してさらに新たな自然治癒力（折り合い）が発動されることも、しばしばあります。ドミノ倒しです。それが「いのち」の姿です。

②「自然治癒力」という考えは、「医療の現場」では忘れられやすいです。それは「診断」が大切にされ「診断技術の進歩」が医学の進歩だからです。医学診断には「悪者探し」「悪者退治」の癖・傾向があることをときどき思いだしましょう。悪者が見つからないと打つ手がないのです。「対症療法」とは、打つ手がない時のとりあえずの処置です。そして「悪者探し」を続けます。現代医療が陥っているこの不自由なクセから脱出するのに、東洋医学の方法が役に立ちそうです。東洋医学には「標治と本治」という考えかたがあります。「標治」とはいま表立っている症状への処置です。「本治」とは「標治」でとりあえずの改善がえられたのに続く、より根本への治療です。チョット見には現代医学の「対症療法」と同じようですが、東洋医学ではつねに「標治」と「本治」のセットを意識しています。そして、いま現在行っている治療はすべて「標治」であると位置づけ、常に次

の「本治」をあらかじめ思い描いておくという習慣があります。言いかえると「病」を「流れ」として関わっているのです。「流れ」を思い描くのは、いまだ来たらざる前方を含む「物語」作りですから、大切なのはフィーリングの感知です。この習慣を取り入れることで、現代医療は生き生きとした「芸能」に生まれ変われると思います。そのときには、確実・正確な技術分野はコンピューターに任せることになります。

❖いのち

宇宙全体のエネルギーの大原則があります。エネルギーは高いところから低いところへ流れて、静寂にいたるという原則です。川の流れを想像してください。水は海に流れ着いて止まるのです。実際には、海の水は蒸発して雲となり雨として降るので川の流れは尽きませんが、それとて、いつの日か枯れ果てる宿命にある太陽のエネルギーをもらっているからです。

ただし、このエネルギーの流れは一直線ではありません。太陽のエネルギーの流れにはゆらぎがあり、それが異常気象の原因になっていることはよく知られています。川の流れを眺めていると、地形の変化で流れの速さにゆらぎが生まれます。急流では渦が生まれます。渦はその部分だけを見ると、川の流れが逆流しています。本来の川の流れから独立しているように見えます。しかしょせんは川の流れに流されて消滅します。渦が盛んな場所では泡が生まれます。泡は川からも渦からもさらに独立しているように見えますが、しょせんは渦の動きに操られまた川の流れにしたがって、ついには消滅します。泡には、渦から独立しようとするかのようなエネルギーの流れ部分があり、しかしそれも渦のゆらぎのエネルギーをもらっているのです。泡にはそうしたエネルギー構造があります。そしておそらく、泡というエネルギー構造がさらにさらにゆらぎを重ねてゆき、「いのち」が生まれました。そう考えると、いのちには泡のエネルギー構造が集まっているのです。鴨長明が人を泡に例えたのはぴったりの表現です。生物もその進化も、大きな自然エネルギーの流れに逆らおうとする泡のエネルギーのゆらぎが生み出したのです。進化の終点としてヒトが生まれました。ヒトはいのちの歴史のすべての流れに、そして大自然エネルギーの流れにも逆らい自由であろうとする「泡の末裔」の努力として、「こころ」なるものを生み出しました。だけど、そのこころとて終末の静寂へ向かう「いのちの宿命」すなわち自然の法則に縛られているので、「学習」と「合理的思考」を生み出し、それを用いて、自分が獲得した流れを別の個体に伝え共有し広めるための「文化」を発展させました。文化を共有するための道具として鳴き声を進化させて「ことば」という文化を生みました。「ヒト」は「人間」となりました。

だけど、音声によることばは時間と空間とに縛られているので、やはり消滅の運命を免れません。そこで、自然からの独立をめざすヒト文化は「文字」を発明しました。文字は宇宙の大原則に逆らい、静寂への宿命を永遠に免れそうに思われます。そして、自然の大原則から解き放たれ、自由自在になった「文字文化」は暴走を始めました。自然界やその一部である他や自の「いのち」へ、暴虐の限りを尽くすようになりました。日々わたくしたちの健康を損ねている事態をよくよく観察して「悪者探し」をすると、そこに文字文化と合理的思考の独裁を見いだせます。だけど悲しいかな、文字文化の独裁もまた、すべての動きは静寂へ向かう流れであるという宇宙の大原則に沿っているのです。なぜなら、文字文化は不滅でも、その生み出した結果のせいでヒト種が滅亡するからです。自業自得です。皮肉なことです。と言うより、人類の誕生は、宇宙に花開いた仕掛け花火のような束の間の華やぎなのです。わたくしたち一人ひとりは皆、その小部分なのです。これが老人としてのボクの結論めいたフィーリングです。

〈付言〉「地球を脅かす化学物質」（木村 - 黒田純子著　海鳴社　二〇一八）をお読みください。

❖ 二種の文化

いのちは学習を通して自由すなわち「泡の独立」を広げて来ました。中枢神経の発達によって、学習の成果が種属の中で共有されて「文化」と呼ばれるようになりました。海で芋を洗って食べる猿の文化はその一例です。それらは時間と空間とを共有する中で広がる文化です。「見よう見まね学習」による文化伝達です。音声言語による学習もここに入ります。これらを「体験文化」と呼んでおきます。時間と空間を離れた学習、によるものは「文字文化」と呼ぶことにします。人間の「こころ」は「体験文化」と「文字文化」の両方を含んでおり、体験文化寄りの「こころ」は音声言語を含んでおり、「からだ」と溶け合っています。文字文化寄りの「こころ」は「いま・ここ」の時空間にある「からだ」と直接には繋がっていません。

そして大切なのは、わたくしたちの「わたくし」とはこの二種の文化を併せ持った「心・魂」という存在だということなのです。そこから、わたくしたちの幸せと不幸せとが生じています。それを一言で言うと『不二のいのち』を忘れている状態です。

❖学　習

体験文化を身につける方法は「体験学習」ですし、文字文化を学ぶ方法は「文字学習」です。体験学習で身につけた体験文化は、動物も同じ物を持っています。遺伝を含めた資質の範囲内で、資質の応用範囲を膨らますので、もともとの資質の準備がなくては見込みがありません。「鵜の真似をする烏、水に溺れる」になってしまいます。幼稚園の運動会でかけっこがビリであった人は、何のスポーツでもオリンピック選手にはなれません。だけど、将棋のチャンピオンにはなれる資質かもしれません。ノーベル賞への道があるかもしれません。スポーツ評論家にはなれるのです。

人間は文字学習の資質を持っています。そして、それにも生まれ持った資質の差はあります。ただし、文字学習の最大の欠点は、それが「からだ」と直接にはつながっていないことです。養生法の本を全部暗記しても、暗記力のトレーニングになるだけで、健康には役立ちません。「机上の空論」といわれるものはすべてそうです。文字学習は体験学習の仲介が得られた部分だけが「からだ」につながり「身につく」のです。

からだから切り離されることで自由自在性を身につけた代償として、文字文化は「自然治癒力」という他の生き物全般と共有するからだの機能、からも切り離されています。他方、その欠点は、からだの自然治癒力が潰えたときにも挫けることなく、「人間という存在」体験文化と文字文化とを共に生きるわたくしたちの「心・魂」を支える拠り所となります。いろいろな「極限状況」すなわち「戦場」「臨死状況」「アウシュビッツ収容所」「拷問」「大災害」などにおいて「こころ」は「からだ」を無視して「文字文化」を支えとして「頑張れる」のです。

他方、体験学習の中心である「慣れ」「馴染む」には重大な問題点があります。外界から受ける歪みを逃げられないとき、その歪みへの適応活動（折り合いをつける）すなわち「慣れ」「馴染む」が生じます。これも自然治癒力です。その時、自然治癒力は歪みに馴染み歪みを吸収する形をとりますから、いわば「歪みの取り込み・内在化・固定化」です。「育ちが悪い」「朱に交われば赤くなる」はその一例です。これは「病」の素地であり「進化」の素地でもあります。これに警鐘を鳴らし対処法を探すのも「文字文化」「文字学習」です。この本もそれです。

❖ 病と回復

泡の一種であるシャボン玉を眺めていると、泡を壊そうとする力と泡を保とうとする力とのせめぎあいが見えます。風の力で球体が歪み、風が止むと復旧し球体を回復します。歪みが大きいと耐え切れずに泡は壊れます。このせめぎあいは、泡の発展形であるいのちと同じです。シャボン玉を乳児になぞらえた詩人の感性は、いのちの真実をとらえています。壊す力と保つ力とのあいだの、揺らぎながらの釣り合いの関係がいのちの本質であり、ついには壊す力の勝利に終わり静寂が訪れます。この単純な構図が、いのちという複雑系では、『フィードバック・システム』によって継承されています。壊そうとする力が作りだした歪みは、フィードバックシステムを介して保つ力を活性化させます。この図柄をイメージしておくと、養生のいたるところで役立ちます。

〈付言〉「揺らぎながらの釣り合い」はいのちの本質ですから、その性質を持つものはすべて、いのちと同じ水準にあり、いのちと響き合います。「物語」すなわちフィーリングはその一例です。文字文化なのに、いのちと切れてはいないのです。「論」には揺らぎがありませんから、純粋な文字文化であり、その長所と欠点とを発揮します。

❖病と症状

多くの場合は、壊す力も保とうとする力もその姿が単独で表に現れることはありません。現れてくるのは二つの力のせめぎあいの姿です。それは「症状」と名づけられ、わたくしたちは症状の背後に「病」を思い描くのです。ふつうは、症状が激しいと病が重いと感じ、症状が軽いと病が軽いと思いがちですが、症状はせめぎあいの姿ですから、壊す力が小さくても、保とうとする力が弱くても、症状は軽いのです。赤ちゃんは生命力が盛んなので症状が激しく治りが早く、老人は生命力が衰えているので症状が目立たないのに病が重くて治りづらいのはその例です。

とくに忘れないでほしい大切な点は、「症状」すなわちせめぎあいの姿の中には、いのちを復旧しようとする保つ力の現れが隠し絵のように表現されていることです。さきにお話しした「自然治癒力」の現れです。ですから、症状を詳しく観察して隠し絵を読み解く作業は、治療にも養生にも最良の知恵なのです。観察をなおざりにしてそそくさと症状を消してしまう、とりあえずの「対症療法」は、「本治」への考慮が無いなら、「味噌もクソも捨ててしまう」愚かさの極み、「反健康作業」「反いのち行為」の場合があるかもしれないのです。そんな行いが、「感じる」と「考える」と「空想する」の点検作業をすっ飛ばして、実は「症状を消す作業」なのに「治療」の名前で行われているのは悲しいことです。しかも、そこでは「エビデンス」などの「論」が支配しています。

❖『退　行』

症状のなかで特に大切なのは『退行』という状態です。退行とは進化の逆行という意味です。生物としての進化の逆行であり、人類としての文化発展の逆行であり、個人としての成長の逆行であり、学習経過の逆行であり、どれも一度退却して態勢を立て直す工夫なのです。一番ありふれた退行状態は、新しい赤ん坊が生まれたときにお兄ちゃんやお姉ちゃんが示す「赤ちゃん返り」です。赤ちゃん返りをしばらくやったのち、立ち直ってお兄ちゃんお姉ちゃんらしい態勢に成長するのです。「窮すれば通ず」の語源は「窮すれば則ち変じ、変ずれば則ち通ず」であり、この「変じ」の期間を用意するのが退行なのです。退行の状態ではいのちの構造がシンプルですから、いのちの本質である『フィードバック・システム』が働きやすいのです。病気の場合だけでなく、日常生活の中で「退行」「変じ」とそこからの「復帰」の雰囲気のあるものはすべて、自然治癒力の活動だと考えて良いのです。典型は「お祭り」「宴会」です。「眠り」もその仲間と考えていいのです。

❖終　焉

泡の発展形であるいのちにはかならず終焉が来ます。自然エネルギーの流れが到達する静寂です。ヒトはこれを「死」と名づけました。「死んじゃった」は音声言語であり状況描写です。「死」

は文字言語による命名です。名づけたせいで、いのちの終焉にすぎない一瞬の状況が、あたかも存在する実体であるかのように描き出され、その誤解から「死への恐れ」が生じました。文字文化の弊害です。他の生物の終焉を観察すると、「生を保とうとする努力」すなわち泡の力の発展形を観るばかりで、「死への恐れ」は観られません。「死への恐れ」は「生を保とうとする努力」が文字文化によって固く歪んだ表現形にされているせいだと知ると、囚われが緩みます。具体的には「財産・地位・評価・体裁」などの文字文化由来の囚われから「退行」するだけで「死への恐れ」の大部分は消滅します。「尊厳死」などは他の生物には無縁の「体裁」です。

いのちが体験を通して学習した体験文化が、遺伝子で次世代に受け継がれることはありません。しかし、細胞が終焉の瞬間に放出する物質が、生き残っている細胞へ情報を残すことが知られています。この現象は植物でも見られます。動物の個々の細胞が作り出す「免疫」もその一例です。進化の進んだ生物で「文化」と呼ばれるものはさらなる発展形です。ヒト固有の「文字文化」は継承方法進化の極致です。

文字文化を伝える行いは「生を保とうとする努力」の「かのような実現」すなわち、「こころの文字文化の部分が生き残る」とも言えます。ですから、文字文化の産生物に過ぎない「死への恐れ」に振り回されるよりも、文化とくに体験に根ざした文化を文字の形で残すことが「生を保とうとする努力」を象徴として代行し、それによって「いまの心身」が安らぎ、いまの養生法として役立ちます。「回想録」や「遺言」「葬儀の準備」はその典型です。ボクがこの本を書いているのはボクの体験文化を残すことですから、ボクのための養生・健康法でもあるのです。

❖『フィードバック・システム』

自然治癒力の運動としての実体は「折り合いをつける」ですから、「養生」とは『フィードバック・システム』への援助ということになります。そう考えると、「治療」は「養生」すなわち『フィードバック・システム』を当てにして行う作業であり、「養生」は「治療」によって、働きやすい状況を設定してもらう、という互恵の図柄を思い描くことができます。さらには「病」は「養生」を育てる、錬成のチャンスであるとのアイデアが湧き、無病息災を誇っていた人が意外に短命であり、生来病弱な人が長命であることの説明になるかもしれません。

❖『養生の基本構造』

「感じて⇩動きが発動する⇩それを感じる」という『フィードバック・システム』は「いのちの骨格」として植物から動物まで共有されています。動物では「感じる」となり、さらにヒトでは「考える」へ進化します。文字が登場すると「記述」となります。ただし「記述」での伝達は「見よう見まね」による伝達と違い、隔靴掻痒な伝達になります。いろいろな分野の達人は体験をそのまま書き記そうとしますから受け手に準備されている体験次第でいろいろに受け取られます。「五輪書」「風姿花伝」「仏典」がその例です。それですら、書いている達人は隔靴掻痒のもどかしさを感じて、「コトバは月（真理）のありかを指し示す指であり、指を見ていても無駄である」と言ったり「不立文字」と言ったりします。この本は実用書ですから、「方法」を描写して、実験してもらうことで「見よう見まね」の代わりとしています。実験する人の助けになるように、養生の構造をお話しして置きます。

①「方法」の多くは、個体の内側での「折り合いをつける」作業か、個体と環境との「折り合いをつける」作業か、のいずれかに限られています。実験に当っては、どちら側に重点が置かれているかを判断して行うと的確になります。

②それを行いながら、いま行っている「折り合いをつける」作業が、他方にも影響するものであり、内と外との互いの間にもフィードバックが行き交うのが養生だと思ってください。「心ならずも」「頑張る」「過労死」「引きこもり」『前向きに』などは内と外とのフィードバックがうまく働いていないしるしです。それらがテーマになっている当事者には「内・外・内外」の「折り合いをつける」を心がけるように勧めるのがコツです。

❖『資質と学習』

動物としてのヒトは、遺伝や子宮内環境や出産時体験などを負ってこの世に登場します。そして親に育てられながら人間と成ってゆきます。そうしてできた「資質」のほとんどは「与えられたもの」です。物心がつくに従って「学習」すなわち「選び取ったもの」の占める割合が増えてゆきます。人生は途切れることなく続く「成長そして老化そして終焉」という「いのちの基盤プロセス」に載っています。「選び取ったもの」が基盤プロセスと相性が良ければ互いに溶け合い、のびのびとした「いのち」となります。相性が悪くても、その時に「守り」や「事態打開」に役立ったものが「選び取られ」しかし溶け合わず、便利な道具として「癖」となりくっ付いて「いのち」ののびのびさを損ねます。

癖の大部分は無意識界に在って作動しています。それら心身の癖がいまの「いのち」にもたらしている「不自由」、からの脱却を「悟り」「脱皮」と名付けています。この名付けのせいで「癖の放棄」「心の開放」という誤った理解が広がっています。「悟り・脱皮」とは、不二の心身の「不自由」からの脱却なのです。「癖の脱却」ではないのです。なぜなら、癖を採用したのは「いのち」自然治癒力の工夫・学習の成果です。「捨てればゴミ、活かせば資源」です。放棄ではなく「資質を活かし、癖を再利用して」『折り合いをつけて生きる』が、養生のコツです。個人の過去や背景を探索するのは「あら捜し」ではなく、無意識界に埋蔵している「資質と学習」を推測して発見し再利用するためなのです。後悔・反省ではなく「発掘」です。ですから、養生の目標は一律ではなく、個性的で独自ののびのびとした生き方なのです。一歩でも「発掘と再利用」が成功すると、そこに、「いのちの輝き」の雰囲気が出現します。幼児が何かに成功した際に見せる「ヤッター」の雰囲気です。障害や不幸せを懸命に生きている人にも、しばしばその輝きが出現します。「乗り越えた」です。

〈付言〉第十六章で『養生のための図柄』として再度このテーマを取り上げます。

第二章　『感じる』

ボクは『精神療法面接のコツ』のまえがきで次のように書きました。「生き物はみな、己の資質と環境との間に、調和を図りつつ生きている。植物は、自ら変化することで環境に順応するだけである。動物はその名のとおり、自分に適した場所へ移動することができる。さらには環境を操作し、自分にあうよう変えてゆくこともできる。……」調和を図る、すなわち環境と『折り合いをつける』ときの第一歩は外界を感じることです。『フィードバック』が「いのち」の基本活動ですから、動物であれ植物であれ、感じるが第一歩です。特に養生の活動では、自己の「いのち」と置かれている状況との調和の具合、を感じることがすべての出発点です。『養生の基本構造』をお読みください。この章では『感じる』についての方針と方法についてお話しします。

最初に基本となる心構えをお話しします。現代人は「野生」を失っており感覚が鈍くなっていますので、生命体としての感覚を補助するいろいろな工夫を紹介します。それらは、意識の下で常に作動している「べき」野生の感覚、を呼び戻そうとしての工夫ですから、野生の感覚が復活し定着するにつれて最終的には不要となる・なりうる技術です。いつも「身について・無意識になる」水準を目指して修練してください。

❖ 気持ちがいい・悪い

まず、養生のコツの中でいちばん大切な、基本となる助言から始めます。「気持ちがいい・悪い」という感じをつかんで、その感じですべてを判定すること。この本でお話しするさまざまな助言を実行する際に、あなたの心身の「気持ちがいい・悪い」という感じを使って取捨選択を決めてください。いつもいつも「気持ちがいい・悪い」という感じをつかんで、それを羅針盤にして進んでください。つまり、この感覚は、野生の感覚の核心なのです。この練習は最終的には『センサーとしてのからだ』『不二のいのち』として完成します。

まず、日々の生活の中で、自分なりに「あぁ、気持ちがいい」あるいは「気分がいいなぁ」と感じる瞬間を探すつもりでいてください。そして「気持ちがいい」と感じる瞬間に出会ったら、その感じの中に居て、その感じを味わいながら、次のように考えてみましょう。「この気持ちの良さを、もっと良くするにはどうしたらいいだろう？　何があればもっと良くなるだろう？　何がなくなればもっと良くなるだろう？」いろいろと空想してください。自由に空想してください。ただ思うだけですから、実現不可能なことでも、非道徳的なことでも、口に出して言えないようなことでもかまわないのです。「気持ちがいい」という感じの中に浸っている間に、そうした空想を続けてみましょう。このとき「なぜ気持ちがいいのだろう」「なぜ気持ちが悪いのだろう」と考えるのはお勧めしません。それをすると、「解明の作業」「コトバを使って考える」すなわち、体験文化から文字文化の方へ注意が移り、野生の感覚からは逸れてしまいます。

いろいろな空想の中には、いますぐに実行できることもあります。「目を閉じてみたら」「息を深く吸い込んでみたら」「寝ころんでみたら」「ケーキを食べてみたら」「バカヤローと怒鳴ってみたら」「壁を叩いてみたら」「貧乏ゆすりをしてみたら」「歩きまわってみたら」などです。そうした空想が出てきたら、その場で実行してみてください。そしてその結果あるいは最中に起こってくる気分や気分の変化を味わってみましょう。空想で予想したとおりに良い気分が増したでしょうか。あるいは、あて外れだったでしょうか。繰り返し工夫して、だんだん予想が的中するように練習してください。気分の変化が良い方になったのか、あて外れなのかがサッパリ分からない人は、文字文化に汚染され支配されて、書き言葉で空想した人です。これもその人にとっての自分の問題点・資質の発見ですから、収穫ではあります。

「気持ちがいい」の練習がある程度できたら、「気持ちが悪い」についても同じ要領で練習してください。しかし、あくまでも「気持ちがいい」の練習を主にしてください。「気持ちが悪い」の練習は気持ちが悪いことだし、「気持ちが悪い」ことは生活の中に溢れており際限がないからです。ですが、両方練習することで「気持ちがいい・悪い」の判別感覚が細やかになります。

〈付言〉①「気持ちがいい・悪い」をつかむこの練習は、「気持ちがいい」ようになり毎日の生活の中に「気持ちがいい」を増やし「気持ちが悪い」を減らしてゆく、を「最終の目標」とするものではありません。わたくしたちの人生では、気持ちが悪いことや自分に合わないこともしなくてはならない、という場合は多いのです。「気持ちがいい」を増やし「気持ちが悪い」を減らそうとするだけでは、現代社会で生きてゆく能力を増やすことにはなりません。

この練習の目的は、まず、いまの自分の心身にはどのような事柄がピッタリするのかを見つけることです。そして、自分にピッタリする、「相性のいい」事柄がいろいろと分かってくると、自分はいまどんな状態なのかだけでなく、本来の自分はどんな人（いのち）なのかが分かってきます。さらには「気持ちがいい・悪い」を判定できるようになると、自分の心身には「気持ちがいい」けど自分の魂には「気持ちが悪い」、あるいはその逆という、心身と魂との「葛藤」に気づくこともできるようになります。それがこの練習の最終目標なのです。自分に合った「養生法」を選べるようになるには、自分がどんな状態であり、どんな事柄がピッタリ合うのか・合わないのか、を探し確かめる必要があります。そして、それを続けてゆくと、最終的には、自分はどんな人なのかが分かってきて、どんな人生を選ぶのが良いかが決めやすくなります。この練習は、信頼できる羅針盤を自分の内部に作る作業なのです。

②この練習をいろんな人々に試してもらって、はじめて分かったことがあります。それは、「気持ちがいい」という感じをつかむのに慣れていない人がとても多いということです。「納得できる・で

きない」「賛成できる・できない」で選択する人は、文字文化にドップリ浸かっている人です。体を無視しいのちを粗末に扱っている人かもしれません。そのような人は、多分、これまでの人生で「……したい」よりも「……すべき」という方針を大切にして生きてこられたのでしょう。自分の内からの欲求に沿うよりも周囲からの助言や命令や期待や世の中の価値観に沿って、生きてこられたのでしょう。その結果、自分の「いのちの欲求」をつかむ能力が育たなかったのでしょう。あるいは、欲求を無視する能力が育ったのでしょう。仕方のない文字文化の学習（適応）であり、その学習成果に馴れ親しんでゆくのも「自然治癒力」すなわち「折り合いをつける」の悲しい産物です。ただし、そのような人でも、不幸な状態になっているいまは、「苦しい」「辛い」「いまのこの状態から抜け出したい」という気持ちを感じることはできます。ですから、いくらか抜け出せたときの「あぁ、楽だ」「ホッとした」という瞬間はつかめます。これも「気持ちがいい」の一種ですから、そこからスタートしてください。

ことばの言い回しは不思議なもので、「気持ちがいい」では上手く感覚をつかめない人は「いい気持ち」と言い方を変えると感覚が確かになることがあります。やや表面的な言い回しですが、このほうが気持ちを摑みやすい人はこれをスタートにしてください。次第に「気持ちがいい」「気持ちが悪い」「好き」「嫌い」の感じが分かるようになります。

そうなったら、いままで意識していなかった「……したい」と「……すべき」との葛藤に直面することができるようになり、「心身と魂との葛藤」という、新たな生き甲斐へ向かう「健康な葛藤」に到達できるかもしれません。

③ここでひとつ面白い遊びがあります。『舌トントン』や『入江フィンガーテスト』をしながら「た

い」と心のなかで呟いて見てください。次に「べき」または「べし」と心のなかで呟いてみてください。「たい」では『気持ちがいい』で「べき」「べし」では『気持ちが悪い』と判定されることから、いのちの反応が確かめられます。

「……べし」を「たい」と自己説得で思い込んでいる人があります。全体主義国家の国民やある種の宗教の信者や組織に忠誠心の厚い人などです。逆に「……たい」を「べし」と自己説得で思い込んでいる人があります。「自由人」を自称し凝り固まっている人がその典型です。「自由であらねばならない」です。どちらにも頑なな雰囲気があります。「いのち」が「文字文化への適応」の窮屈さに苦しんでいる雰囲気です。『舌トントン』や『入江フィンガーテスト』で確かめてください。

そこでひとつ、「べし」と「たい」の違いを根本から考えてみましょう。「べし」は役人から人民へ、親から子へ、上から下へ、そして、こころからからだへ、意向が伝わる形です。「たい」は逆に、人民から役人へ、子から親へ、下から上へ、からだからこころへ、意向が伝わる形です。したがって、「たい」を明らかにして方針をたてるのは、からだの意向をこころへ伝える作業なのです。このことを折に触れて思い出してください。この項の練習が上手く行かない人は、『ラレル』の呪文をしてみると、からだとこころと魂との三つ巴のゴチャゴチャが整理しやすくなります。

④『気持ちがいい』『気持ちが悪い』を羅針盤にする生き方は、究極には「己（いのち）の欲するところに従うが故に矩を越えず」に到達するための道です。これは「性善説」です。

次に「気持ちがいい」「気持ちが悪い」の判定を助ける方法をお話しします。大まかに言って練習のいらない方法から練習の難しい方法へ順番にお話しします。そして最後は『センサーとしての体』が完成して、途中の方法はいらなくなります。「野生の復活」です。しかしまあ、『舌トントン』と

『人江フィンガーテスト』は確認のための技術として残ります。

❖『Oリング・テスト』

「薬」には作用があります。作用のないものは薬と呼びません。そして作用を効果と副作用とに分けます。この分け方は、わたくしたちにとって都合のよい作用を効果と呼び、欲しくない作用を副作用と呼んでいるだけです。両方とも作用なのです。ですから、副作用のない薬はありえず、作用の強い薬は効果も副作用も強いと考えておけば、まあたいていは正しいのです。

そうは言っても、薬を飲む人の気持ちとしては、効果が大きくて副作用の小さい薬が欲しいのが当然です。薬を開発する際には、そのような薬を作ろうと努力がされています。しかし、効果と副作用との割合がどうなるかは、結局のところ、それを飲む人の体との相性で決まります。相性のいい薬なら効果が大きく副作用は小さいし、相性の悪い場合は副作用が大きくて効果が小さいのです。薬に限らず「いのち」と「他」との相性については何の場合も同じです。

今の自分にとって相性のよい薬と悪い薬とが、飲む前に分かれば、とても助かります。そんなことはできっこないように思えます。ところが、方法があるのです。それが『Oリング・テスト』です。この方法は、アメリカで大学教授をしておられる大村恵昭先生の発明です。この『Oリング・テスト』は、正式なトレーニングを受けると、極めて精度の高い、応用範囲の広い、いろいろな判定や診断にも使われている方法ですから、治療の専門家は正式なトレーニングを受けられることをお勧めします（「日本バイ・ディジタルOリングテスト医学会本部事務局」をインターネットで検索してください）。

ボクのこの本では、相性を診断する方法についてだけ覚えてください（図2‐1）。まず、家族でも友人でもいいですから、協力してくれる人を探します。この人はあなたの指を引っ張る役です。

図をよく見ながら説明を読んでください。まず、あなたの片手の人差し指と親指で輪を作り、力を込めます。その輪を、引っ張り役の人に左右の手の指で作った輪で引っ張ってもらうのです。力くらべのようにするのです。そしてあなたの指のOリングがようやく開くぐらいの力関係がテストの準備としてちょうど良いです。引っ張り役の力が弱くて、Oリングがまったく開かないときには、あなたの指を、薬指や小指に代えたOリングにしてくだ

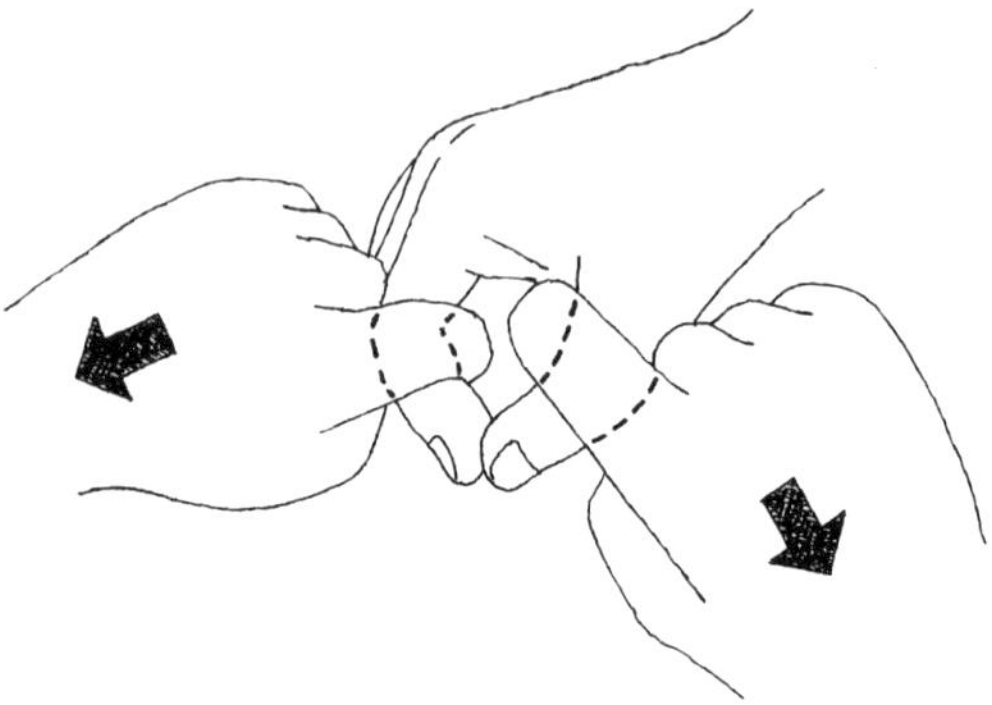

図2-1　Oリング

さい。引っ張り役の力が強すぎるときには、そのままでもかまいません。

あなたのもう一方の手の掌に、薬を乗せてOリングの強さをみてみましょう。そして、乗せなかったときのOリングの強さと比較してみましょう。乗せたときに力が増すなら、あなたの体の気力が力強くなっているのですから、薬とあなたの体との相性がよいのです。正確には、体がその薬を好いているのです。力が弱るようなら、体との相性が悪いのです。正確には、体がその薬を嫌っているのです。嫌っている薬を飲むと、効果が小さくて副作用が大きいので、心身の調子が下がります。これが『Oリング・テスト』です。ところが、幼児、精神状態の悪い人、指の障害のある人などでは、二人での『Oリング・テスト』ができません。そのときは、図2‐2のように第三者を間に入れて行うと、第三者はこころが冷静なのでOリングの結果が正確になります。

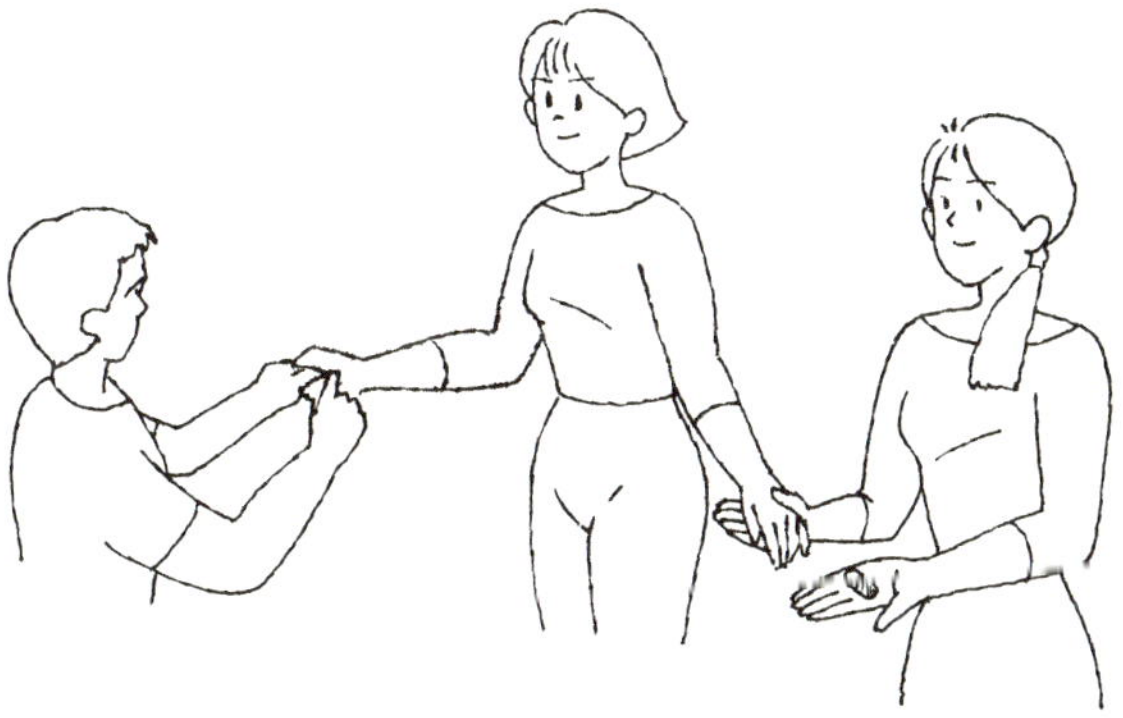

図2‐2　第三者を入れたOリング・テスト

❖『指タッピング』

『Oリング・テスト』は鋭く・正確なテストですが、二人あるいは三人でしなくてはならないという欠点や、指がくたびれるという欠点があります。そこで、いろいろな人が、一人でできるテストを開発しています。ボクも『指タッピング』というやり方を工夫してみました。図2‐3をごらんください。あなたの利き腕の人差し指・中指の二本で、ピアノを弾くときみたいに、机の上をトントンと叩くのです。リズミカルに叩く練習をしましょう。これが第一段階です。次に、もう一方の手の掌に薬を乗せてみましょう。あるいは薬に触るだけでもいいのです。その薬との相性が良いときは、指の動きが軽やかでリズミカルになります。指のリズムが乱れたり、動きにくくなるならば、薬とあなたとの相性が悪いのです。そのとき、タッピングをしている手の甲のあたりに重苦しい不快な感じが起こることが多いようです。指タッピング法がうまくなると、品物を直接タッピングする、すなわち、

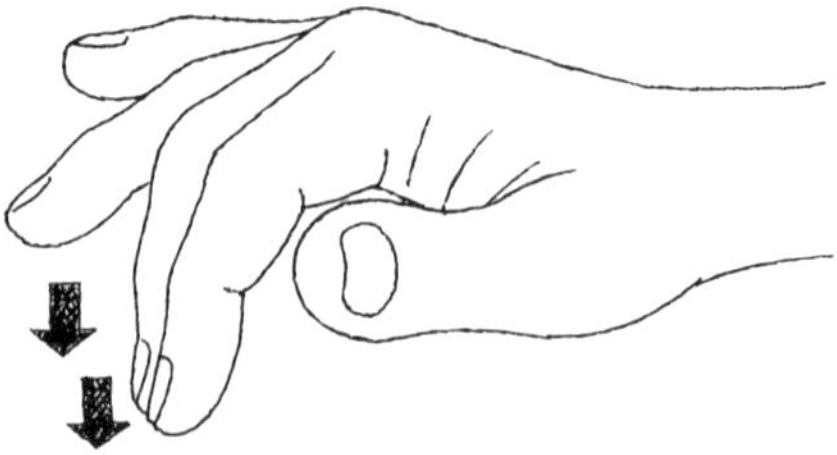

図2-3　指タッピング

タッピングと触るとの両方を片手だけでできるので便利です。お店でワインや牛乳パックを指先でタッピングするだけで選べます。その他の使い方は『Oリング・テスト』と同じです。相手に薬を握らせ、握手した状態でこちらが『指タッピング』をすれば、二人での『Oリング・テスト』と同じ機能になります。

〈付言〉このテストをいろいろな方にしてもらって、面白い発見がありました。このテストはピアノを弾くみたいに指を動かすのですから、ピアノの経験がある方はすぐにできます。動きはすぐにできますが、テストとしてはうまくゆきません。ピアノの練習では、体調が良くても悪くても滑らかなリズムで指を動かせるように練習をしているので、テストの結果が隠されてしまうのです。このことが示唆するのは、トレーニングとは、常に目的に沿った行動ができるようになる訓練なので、しばしば心身のコンディションを無視する訓練でもあるということです。外界への「適応」すなわち『折り合いをつけて生きる』が内側への『折り合いをつけて生きる』と相反するいろいろな場合、のモデルです。『養生の基本構造』をお読みください。

ピアノの体験がある人は、指に注意を向けず胸郭の中心すなわち背骨の前方あたりに注意を向け、「自分の意志で指を動かしているのではない、肩甲骨のあたりから動きが生じてきて、勝手に指が動いているのだ」とイメージすることで容易にタッピングの感受性を取り戻せます。このことが教えるのは、心身の切り離しという病的状態を治療するのはそう難しい作業ではないということです。ピアノの経験のある方にはもっといい方法があります。『人江フィンガーテスト』です。

❖『入江フィンガーテスト』

入江正という鍼灸師の方の発明です（「臨床・東洋医学原論」入江正著　自家出版　平成二年）。図２‐４のように右手の親指の上（爪の右横）に人差指を乗せます。そうすると親指の爪の右傍の皮膚と人差指の右傍の皮膚とが軽く接します。その準備状態から人差指を伸ばすと、接触している皮膚同士がたがいに擦れ合います。次に、人差し指を元通りに曲げると、矢印のように接触面が円を描きます。この円をグルグル回転させて、皮膚の接触面の「スルスル具合」をみるのがテストです。相性の良い物を左手で触っているとスルスル滑る感じになり、心身の嫌う物を触っているとベタベタくっつく感触になります。ピアノの練習の経験があると、この指の動きが楽にできます。なかなか上達しない人は、練習するとき、指を曲げ伸ばしする意識でなく、肘から先を脱力し、肘と手首を振ってその動きが波及して指が動いている感じにすると、指は感覚センサー専属で肘と手首が動き専属と分業になり上達が速やかです。

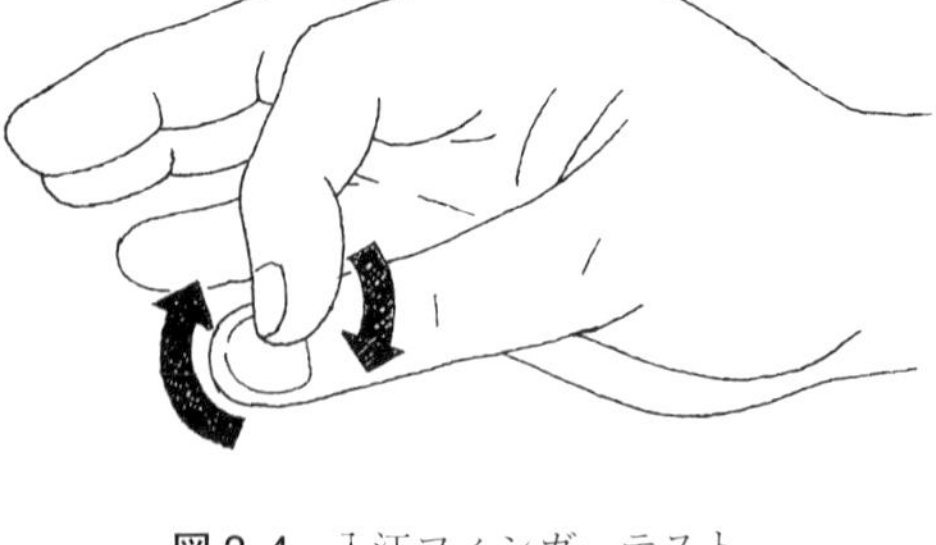

図 2‐4　入江フィンガーテスト

〈付言〉以上紹介した三つの方法は、原理的にも使い方も共通ですから、本書では一括して『指テスト』と呼ぶことにします。ですからこれから先『指テスト』と書いてあったら、三つの方法のどれでもいいのだと思ってください。

ボクの経験では、すべてのテストのなかで、『入江フィンガーテスト』が最も簡便・鋭敏で利用価値が高いので、『センサーとしてのからだ』が完成した後も確認のために役立ちます。この本のいろいろな養生法の紹介の際に頻回に登場します。ぜひ習得してください。

❖『舌トントン』

一人でできる『指タッピング』や『入江フィンガーテスト』はとても便利なのですが、指を動かすので目立つことと、片手がテスト専用になってしまう欠点があります。両手や指や全身で何かの作業をしている時には使えません。そこで、リズミカルな筋肉運動なら何でもいいはずだと考えて、いろいろ工夫しました。できあがったのが『舌トントン』です。図２‐５をごらんください。閉じた唇と上下の歯を５ミリほ

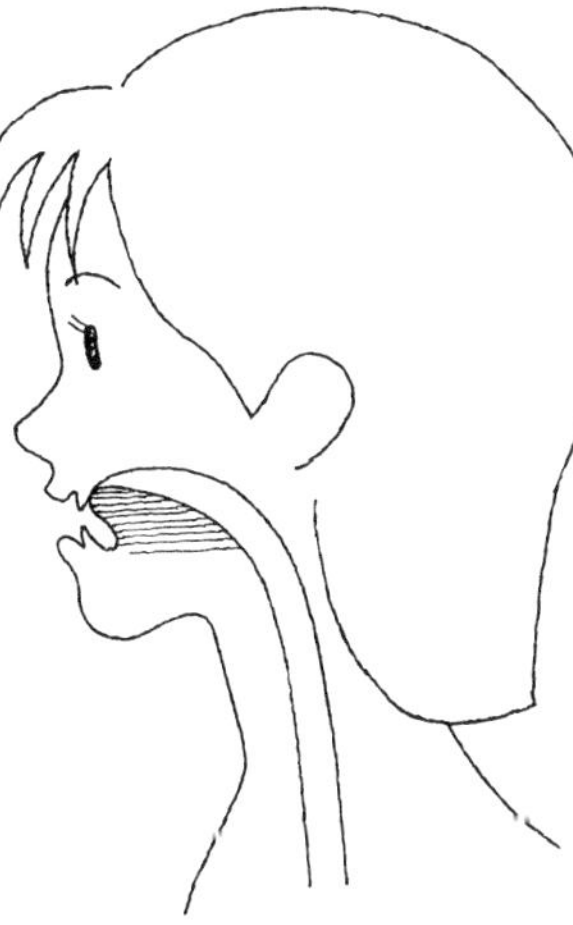

図 2-5　舌トントン

ど開いて力を抜き、その内側で前歯と歯茎の境い目に舌先をリズミカルにぶつける細かな運動です。舌の力を抜くのがコツです。お店や人前でやっても目立ちません。『指タッピング』と同じで、心身が「気持ち悪い」ときには運動のリズムが悪くなり、極端な場合は舌がまったく動かなくなります。この方法も熟練するととても鋭敏で、『センサーとしてのからだ』が完成した後も確認のために役立ちます。

このテストは、前の本で紹介したのとは少し異なっています。前の本でのやり方よりも今回のやり方の方が上達しやすく、しかも感度が鋭敏になっています。これからお話しする健康法のあちこちで頻繁に登場します。

〈付言〉『舌トントン』と『入江フィンガーテスト』は、自分で『薬の減量の仕方』を行う際に唯一頼りにする方法です。これを十分に熟練している人だけが、自分の飲んでいる薬の正確な減量を実験できます。

❖『脳の直接感覚』

これまで紹介した四つの方法を順番に練習していくと、次第に体の感覚が鋭敏になってきます。そして結局のところ、体の感覚が脳でまとめられて、指の力や指のリズムや皮膚の発汗の変化や舌のリズムの変化を生み出しているのですから、そうした脳の反応さらにはその源である体の感覚を、直接に感じ取ることができれば、それが最高の方法です。じつは、それが可能なのです。生まれつき感覚の鋭敏な人（乳幼児や『発達障害』を持っている人の大多数）や、四つの方法を練習して上手にやれるようになった人は、次の方法を試してみてください。薬や食品やアクセサリーなどを手にもって、目を閉じ、額の奥や両目の奥の脳の「感じ」に注意を集中し、そして顔の前に品物を持った手を近づけるのです（図2‐6）。品物が近づくにつれて、脳の奥に、「ムーッとする・暗い・重苦しい・締めつけられる」、などの不快な感覚が生じるなら相性が悪いのです、逆に、「爽やかな・涼しい・開かれたような」、感覚が生じるなら相性が良いのです。

〈付言〉乳幼児の「好き・嫌い」は、その子のいのちの健康法として尊重する方が安全です。

〈熟練〉この方法を習熟すると、品物に触れずに、目も閉じずに、その品物を睨んだだけで感覚が生じるようになりますから、スーパーでの買い物のときなど便利です。『センサー』としてのから

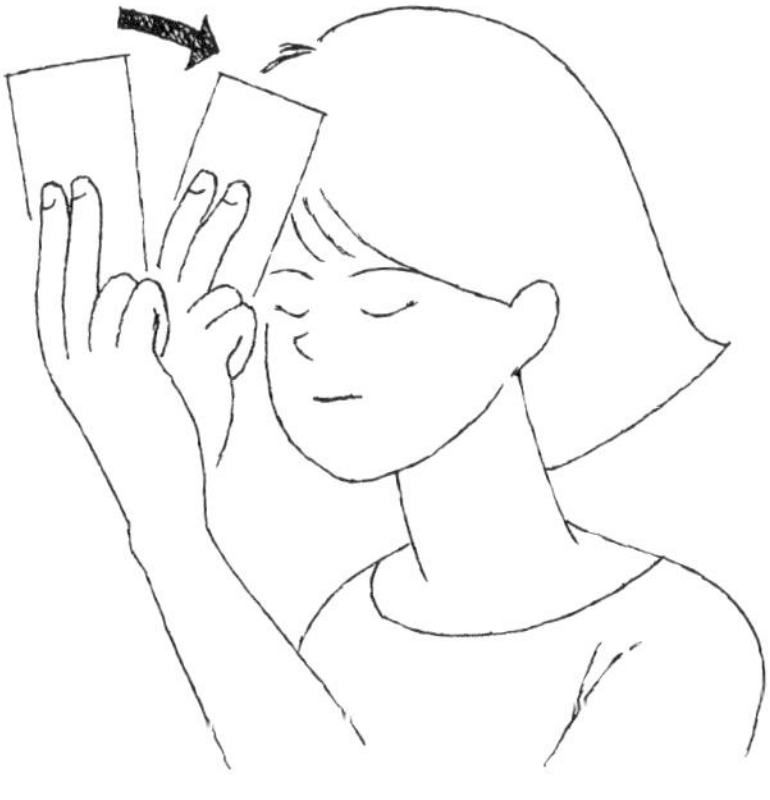

図2-6　脳の直接感覚

だ』を読んでください。さらに技法化したのが『8の字センサー』です。

『発達障害』と診断される人々の多くは、特別の感覚過敏があるので、ほとんど練習なしでこの『脳の直接感覚』ができます。

❖ 味わう

赤ちゃんが煙草など食べて救急車で病院に運ばれることはよくあります。ところが、アフリカの草食動物が毒の草を食べて倒れたりした話は聞きません。野生動物は自分の体に相性のよいものと相性の悪いものとを見分ける能力、すなわち「気持ちがいい・悪い」の判別能力をもっているのです。家畜化された動物は野生の感覚を失ってしまい、しばしば、毒のある餌で中毒します。判別能力が鈍くなっているからです。ヒトは家畜化「する・される」の最先端におり、生体にとっての良い・悪いではなく、チョコレートが好きとか寿司は嫌いとかの好き嫌い、つまり文字文化（ラベル）に支配された「こころ」の好き嫌いで行動する動物になってしまっています。しかし、ヒトにも、体の好き嫌いの能力がわずかに残っています。『Oリング・テスト』はじめ、これまで話したいろいろなテストは、その能力・感受性を探し出し・磨き上げ・発揮させる方法です。

動物と同じ能力が、味についてだけは、ヒトにもわずかに残っています。食物をよく嚙みしめて味わいながら食べる習慣をつけると、「いまの自分の身体」がその食品を好んでいるか嫌っているかが分かります。嫌っている食品は、嚙んでいて飲み込むときに、かすかに努力が必要です。さらに、食べ物を飲み込んだ直後、それが食道を通っている間に、「これ、好き？　嫌い？」と体に尋ねることを試みてごらんなさい。だんだん、食品と自分の体との相性を分かる能力が上達します。

このやり方が最も必要なのは、漢方薬を飲むときです。漢方薬は現在、エキス剤が主となっていますが、あれは、インスタント・コーヒーと同じで、もともと煎じ薬だったのを瞬間乾燥させたものです。ですから、お湯に溶かして、もとの煎じ薬の状態に戻して飲むほうが効き目がよいのです。そしてそのとき、薬の香りや味が自分に合うかどうか、飲み込んで食道を通っていくとき「気持ちがいい・悪い」を判定してみましょう。８割近い的中率で判定できます。飲みなれていた薬や食品が合わなく（飲みにくく）なったら、あなたの身体が変化して、相性が悪くなったのです。

〈付言〉昔から「良薬は口に苦し」と言われていますが、あれは間違いです。体が好いているときには、苦い味でも酸っぱい味でも美味しく感じられます。沖縄にゴーヤ（苦瓜）という苦い野菜がありますす。あれは、体を冷やす食品なので、夏場に食べると体が求めているものなので苦みが美味しいのです。しかし、体力の落ちている人は、体が冷え気味なので、美味しいと感じません。また、「空腹に不味いものなし」と同じ理由で、摂取カロリーが足りているときには、からだの空腹感はありません。ストレスからの空腹感は偽りの空腹感です。『指テスト』や『センサーとしてのからだ』で判定できます。過食は「こころの空腹感」を癒すために、あるいはストレス解消法として食べているのです。ちなみに、しょっちゅう胃薬を飲んでいる人はたいてい、空腹でないのに習慣で食べているからなのです。からだの空腹感のあるときだけ食べて、空腹でないときには食事を抜くようにすると、胃薬はいらなくなります。

❖『センサーとしてのからだ』

これまでお話したのは、感じる能力の補助・復活法としての方法です。それらすべての方法は、感じる能力すなわち「野生」を育てるトレーニングでもあり、トレーニングの最終段階では、何かに注意を向けただけでその対象と自分の心身との相性を感じ取ることができるようになります。対象に注意を向けると自分の心身に「気持ちが悪い」の感覚が生じ、多くの場合『しかめっ面』が起こり、気をつけて内部観察すると、身体全体が一瞬リラックスを失っていることが分かります。極端な場合は「身震い」です。それで対象の性質を判定できます。別の章でお話する『邪気』を察知する感性が育ったのです。治療や施術の専門家には、ぜひこの水準にまで到達してほしいと思います。

これは『脳の直接感覚』の全身展開版です。何か悲惨なものを目にした瞬間、思わず『しかめっ面』になります。そのとき、顔だけでなく身体全体が固まったような体感があるはずです。これが『センサーとしてのからだ』の『気持ちが悪い』反応です。目をそらすと緊張が緩みます。逆に良いものを見ると、目が開くと同時に体全体の前面が開く体感が生じます。「いらっしゃ～い」です。リラックスです。これが『気持ちがいい』です。この反応を手がかりに、対象への注意の集中をピンポイントにしてゆくことで、注意の集中している「点」の性状を察知できるのです。はじめのうちは、こちらが注意を向けて、『センサーとしてのからだ』が反応する感触ですが、馴れてくると、向こうの「点」からこちらへ何かが迫って来てそれに『センサーとしてのからだ』が反応している感触になります。「邪気が出ている」という表現がしっくりする感触です。この体の反応を育成するのに、後に『気と経絡』の章でお話する『手足合掌』を使います。仰向けに寝て、『手足合掌』の姿勢で全身を緩めます。リラックスして『気持ちがいい』状態です。掌でも足底でもほんのチョットずらすと、身体が固くなり、『しかめっ面』になります。元に戻したり再びチョットずらしたりを繰り返して、『センサーとしてのからだ』の感覚を育成します。『センサーとしてのからだ』の練習の際のコツがあります。「全細胞がこれを好いている？」とからだに問いかけてみるのです。からだのどこかの部分から『しかめっ面』反応が返ってくることがあります。

〈付言〉①『センサーとしてのからだ』が完成すると、それをからだの部分・部分、すなわち臓器ごとに使うことができます。たとえば糖尿病の人は甘い食品を膵臓（左の背中側で胃と同じ高さが膵臓に近い位置です）に近づけると、『気持ちが悪い』のです。発病していなくても糖尿病の素因を持つ人でも同じ反応が起こるので、食養生のヒントになります。精神薬を脳に近づけると、「気持ちがいい・悪い」で精神薬を選べます。さらには、脳が気持ちが良くても、薬を肝臓（右の胸郭の下縁）に近づけると気持ちが悪いので、飲まないことにする。などの判定もできます。もちろん『指テスト』を使ってもできます。また、数種類の薬を飲んでいて「薬疹」がでたとき、発疹のその場所に薬をひとつずつ当てて『指テスト』をすると、どの薬が薬疹の原因かを推定できます。

②『センサーとしてのからだ』を使ったのが『からだに訊くダイエット』です。何か食品を前にして「食べたいな」「これは好物だ」と思います。食べようとしてその食品に注意を向けると『気持ちが悪い』の反応が生じます。からだが「イヤ」と拒否しているのです。とたんに食べる気が失せます。アルコール飲料では、はじめは「好き」という反応で、杯を重ねるうちに「イヤ」反応が出て盃を置きます。この反応を利用すると容易にダイエットや節酒を行うことができます。「食べる」ことは日常ですから、『センサーとしてのからだ』の活用を修練するトレーニングの機会にもなります。『8の字センサー』をできる人はさらに自由自在になります。

③これまでお話した、種々のテストは、薬の相性だけでなく、いろいろなものについて、その人の体にとっていいか悪いかを判定するのに役立ちます。まず、薬や健康食品の判定をしてください。テレビコマーシャルや新聞のチラシや会員制の健康食品など社会に氾濫している薬や健康食品は、家族の中でも、お父さんの体には合うのに長女には合わず、次女には合うなんてことは普通なのです。みんな、一人ひとり、自分に合うか合わないかを、自分の自信のあるテストで決めましょう。日常の食品についても同じです。現在のわれわれは加工食品や輸入食品や表示を偽装した食品

に囲まれて生活しています。産地偽装も頻繁です。農薬使用も続いています。印刷されている表示を信用すると騙されるかもしれません。ラベルは嘘かもしれないのです。それより何より大切なのは「いまの自分」に合うかどうかです。健康に良かれと手を出して、あべこべにからだを壊している人が山ほど溢れています。

また、体に密着する物品、たとえば、眼鏡や指輪やネックレスやイヤリングやブレスレットや時計などの金属製品は体との相性が千差万別です。肌着や寝具もそうです。シャンプーや化粧品や髪染めや洗剤・漂白剤もそうです。合わないものを体に密着させ続けると、体調を悪いほうに導きます。あるいは、生体が悪い刺激に耐えようとして感覚を鈍くする努力をします。「耐え忍ぶための工夫」です。そうした作用があるので、薬の『指テスト』やその他のテストをするときには、体から金属製品や化学繊維の衣類をはずしてからのほうが、テスト結果が鋭く・正確になります。極端な話しをすると、裸で森林のなかで行うと最も正確になります。

『指テスト』やその他のテストはそうした目の前にある物についてだけ応用できるのではないのです。たとえば、自分の嫌いな人物や仕事をイメージに浮かべてテストをすることで、心身の「気持ちがいい」「気持ちが悪い」を正確・精密に判定でき、感覚の鋭敏化に役立ちます。ですから、「気持ちがいい・悪い」の感覚が動物の水準にまで鋭くなっている人（生まれつきその能力の鋭い人がたまにいます。またトレーニングで感覚は鋭くなります。最近増えている『発達障害』を持っている人は、生来感覚が敏感で『センサーとしてのからだ』が備わっていますから、自分に合う・合わないを瞬時に判定できます）には、技術としてのテストは不要ということになります。そうでない八十パーセントの、鈍いわたくしたちには、テストは「気持ちがいい・悪い」の判定を助ける、とても有用な方法です。しかも原始の鋭敏さを取り戻すトレーニングになるのです。

④『Oリング・テスト』を家族でやりますと、一つの目的のために二人が共同作業することですから、二人の間に正確なコミュニケーションを育てます。コトバでのコミュニケーションは、コトバの本質として、もともとズレやすい性質をもっています。災害のときやビッグ・ニュースの際にデマ情報が流れて人々をまどわせます。あれは、誰かが悪意でニセ情報を流しているのではなく、コトバが伝わってゆくにつれてズレてくるせいなのです。ですから、もともとコミュニケーションのズレをもっている家族が対話を増やすと、ズレを増やす結果になります。つまり、そうしたズレをもつ家族では「対話」は禁忌なのです。「口喧嘩」になるのがオチです。ズレを拡大再生産する結果になるからです。そのような家族でも、コトバを使わない共同作業の関わりでは、ズレのないピタッとしたコミュニケーションになります。つまり『Oリング・テスト』はコトバを使わない家族連帯療法になります。

⑤最近は、電磁波の有害作用のことが報道されています。ブラウン管、携帯電話、スマホ、電気毛布、電気カーペット、蛍光灯、IC調理器、高圧送電線などから出る電磁波のことです。調査の結論はまだはっきり出ていませんが、紹介した五つのテストで試験してみますと、どうやら、体は確かに電磁波を嫌っています。できるだけ避けるほうが養生になりましょう。試験のやり方は、電気毛布や蛍光灯やIC調理器でスイッチ・オンのときとオフのときとで、どれかの「テスト」をしてみるのです。電流が流れているときに「テスト」の結果が悪いなら電磁波公害です。心身が敏感な『発達障害』の人では、電磁波の有害作用で精神病に似た状態に陥ることもあります。電気器具からの静電気も心身への悪影響があります。後の章の『グラウンディング』の所でお話しします。

❖『8の字センサー』

『センサーとしてのからだ』ができるようになった方には、最も鋭敏で万能の手技である『8の字センサー』を習得していただきたいです。これ自体が「熟練」と呼ぶべき、万能の手技です。習得すると、日常生活ではほとんどこれだけで用が足りるので、これまでの手技が要らなくなります。また、『センサーとしてのからだ』と『8の字センサー』は一方の上達が他方の上達に寄与するという相互寄与があります。理解の便のために、実技については第七章でお話し、実用場面について例示します。

❖『バリア再建』

どのような技術にも光と影があるものです。感知の能力を高め、ことに『センサーとしてのからだ』が上達すると、周辺のあらゆる事物を感知して反応してしまい、心身が落ち着かなくなり安らぎの無い日々になります。わたくしたちは原始社会のような自然の中で暮らしているわけではありません。なのに、わたくしたちの「いのち」の基礎構造は原始社会の人々とほぼ同じです。進化は万年単位で起こる遅々たる変化だからです。総じて、文明・文化は「いのち」にとって異物です。原始社会の人を現代に連れてきたらほどなく健康を損なうはずです。身近なところでは、都会の人は限界集落のあたりに行くと癒され、田舎の老人は都会に出ると疲れ果てます。「俺たちゃ街には住めないからに……」です。その影響から「いのち」を守るために、バリアが必要です。

また『対人緊張』で苦しんでいる人を観察すると、本人を包むバリアが消えている・薄れている、ことに気がつき、ボク自身も「感じる」トレーニングが上達するにつれて、バリアが消えていることに気がつきました。そして、一般の人々は二重・三重のバリアに守られていることにも気がつきました。手前から「皮膚の表面」「体表から二センチほど離れて身体を包んでいる繭状の鞘」「体表面から二十五～三十センチ離れて身体を包んでいる」「さらにその外側百センチほど離れて身体を覆っている」の四層のバリアを感知できます。ご自分で掌を離れた位置から体表に近づけると、掌を妨げる「何か」として感知できます。寝転んでいるときには当然、床の下にまでバリアは及んでいます。『センサーとしてのからだ』を駆使した後は、バリアを再生してください。やり方は四層のバリアをイメージするだけでいいのです。掌で皮膚を撫でるようにするとそこに意識を向けることができます。それで皮膚の表面のバリアは完成します。二層・三層・四層目も掌で確かめる動作で意識を向けることができ、意識を向けるとバリアが完成します。

〈付言〉①バリア再建は『振顫無尽』のあとにするのが便利です。また、四層のバリア再建が確実にできる人は、各層の間を「気」で満たしているイメージを練習してみてください。『生体を包む気』の意

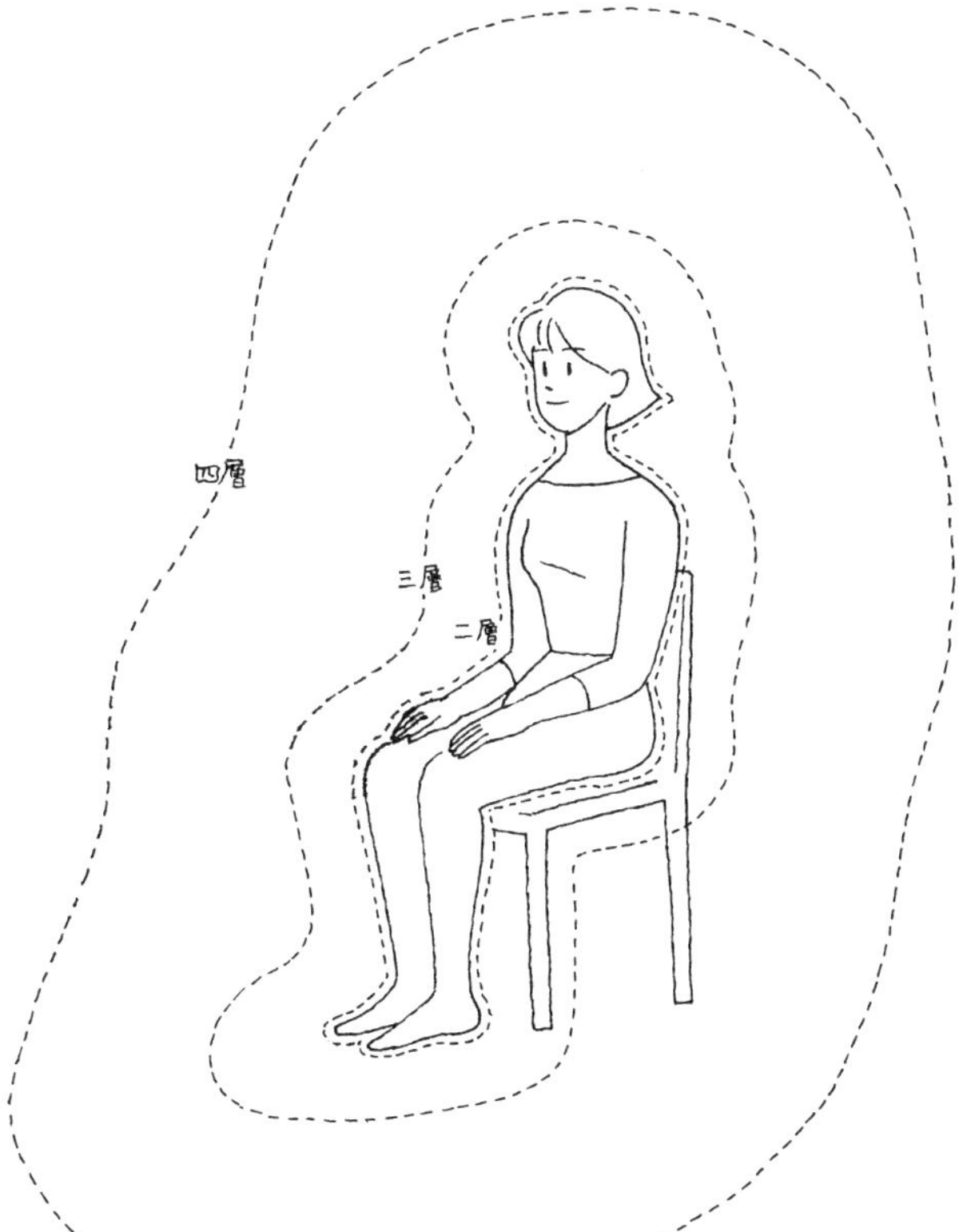

図 2-7　バリア再建

識化です。『生体を包む気』はあちこちに技法として登場します。とりあえず『バリアの呼吸法』『気が主導』をごらんください。『対人緊張』も参考にしてください。

②特に重要なのは、二層目の鞘のバリアです。図2-7をごらんください。鞘に包まれている状態はこの姿勢です。腰かけているときや寝ているときはこの姿勢が『気持ちがいい』です。『入江フィンガーテスト』や『舌トントン』で確かめてください。

❖気に包まれた身体

『バリア再建』が上手くできたら、守りとしての身体は一応完成です。次の段階は、四層のバリアの間に「気」を満たす作業です。これは気力の余裕があるときにしてください。骨格から「気」が溢れ出て、皮膚を突き抜けてバリア相互の間の空間に充満してゆくイメージです。最後には第四層の外側にまで気が溢れます。そうなると、四層のバリアの存在感が薄くなり、濃厚な「気に包まれた身体」のイメージが作れるようになります。立っているときは、足裏からの気は床の中に染みこんでいます。寝ているときは、背中の気はベッドの中に染みこんでいます。からだから溢れでたものですから、当然、皮膚の内側ともつながっています。この「気に包まれた身体」は守りの身体にとどまらず、対人場面で「和して同ぜず、圧倒されず」の機能を持ちます。『うつ伏せ寝』をごらんください。

第三章　緩　む

シャボン玉は柔らかです。しかしダラーッと緩んでいるわけではありません。球形を保つのに必要なだけの緊張は保たれています。これが「いのち」の理想的なあり方であり、養生の目標です。いつでも反応できる、準備の整った休息状態です。別名「リラックス」と言いこれ自体が養生であり、かつあらゆる養生法の準備状態です。ここではその基本準備についてお話ししておきます。

❖『和顔愛語』

これは仏教由来のコトバです。人に接するとき和やかな表情でやさしい言葉かけをするという利他の行いの勧めです。ところが養生の観点からは、単なる利他行を越えた機能があるのです。『入江フィンガーテスト』や『舌トントン』をしながら、いろんな表情をしてみてください。和やかな表情をしたとき『気持ちがいい』の反応が出ます。キツイ表情や逆のだらけた表情をすると『気持ちが悪い』の反応になります。身体全体の姿勢についても相手を受け入れ・抱きかかえるような姿勢のとき『気持ちがいい』の反応になります。さらには、特定の誰かをイメージして、受け入れる気持ちになったとき『気持ちがいい』の反応になるなら、その相手は今の自分に相性の良い存在であり、『気持ちが悪い』の反応になるなら、その相手は自分の心身が避けたがっている外界であると判定できます。『センサーとしてのからだ』の反応です。

言葉についても同じです。呟きながら『入江フィンガーテスト』をして、相性の良いものを使い、悪いものを避けましょう。音声言語は相性が良いことが多く、文字言語は悪いことが多いです。さらに重要なのは「声」です。身体が好まない発声は相手にも良くない音になります。濁音・破裂音・促音など口腔内に力が加わる発音は身体が嫌います。当然聴き手にも小さなストレスになります。それを和らげるには、すべての濁音を鼻濁音にし、破裂音・促音などの発声の際、口腔の奥を広くする形で発音すると『入江フィンガーテスト』がスルスルに変わります。練習して「愛語」を習慣にすると、他人にも自分にも有益です。この本ではあちこちで、自己トレーニングに際して、自分の体に「呪文暗示」を送り込むことでトレーニングの効果を高める工夫をしていますが、呪文のモデルは身体が好む音で構成するように工夫しています。『ラレルの呼吸』も参照してください。

〈付言〉①『和顔愛語』にはさらなる深みがあります。『和顔愛語』を日常にしていると、次第にこころのありようがそれにふさわしく変わってくるのです。「外装整えば内装自ずから整う」という森田療法の教えや、「泣くから悲しい」という行動療法の考えが証明されるのです。「形から内側へ」の実例は日常に溢れています。「制服」もその方法です。「キチンとしっかりする効果」です。他方、精神療法では、こころの変化が身体の変化を引き起こします。こころ⇕行動、と相互作用があるのです。そのことは、有効な治療法が『不二のいのち』に作用していることの証であり、ひいては「こころ・身体」の二分図自体が文字言語による人工産物であることの証です。

このテーマには、さらなる広がりがあります。技術と技術者の相互作用です。長年ある技術を使っていると、術と術者の相互作用で互いが馴染んできて一体化します。職業人が「らしくなった」と言われるのはそれです。一過性にバリアが薄れ、『生体を包む気』の中に技術が取り込まれた状態でバリアが再建されるからです。人と付き合っていて、はじめは相性が悪くても次第に双方が馴染んできます。「朱に交われば赤くなる」です。治療者と患者の関係を考える際に大切な着眼点です。第十九章の『治療者との相性』でこれに触れます。

②さらに面白い発見がありました。笑顔を作る際に、皮膚とすぐ下の筋肉に注意を向けた笑顔にすると「作り笑い」になります。骨に近い、奥の筋肉に注意を向けると「微笑み」になります。そして大笑いする際に関与する諸々の骨に注意を向けると「和顔」しかもこの「和顔」は内向して、魂までも穏やかにします。そうなると自ずから「愛語」になるのです。これも「心身不一」の証であり、『和顔愛語』が自分の養生法であることの証です。別の証明法もあります。「和顔」でも「愛語」でもそれが全身から発生するようイメージして行うと、『入江フィンガーテスト』がスルスルに

なります。「部分は全体」です。これも「心身不二」の傍証です。

③歌を歌うとき、自分の声が内側から骨格全体を振動させるように工夫すると、「倍音」を含む発声になり、心身の健康法になります（倍音についてはインターネットで検索してください）。

④『頑張る』「ガンバレ」は日常に使われている危険なコトバです。試みに「ガ」と「バ」を鼻濁音にすると迫力が激減します。しかも、『頑張る』とは、「心身を無視して目的追求をせよ」の意味です。「反養生」です。『頑張る』ときは「目的は？」「方法は？」「いつからいつまで？」「その後の休息の方法は？」の四点を考えましょう。四点のどれが欠けても「苦役」「いじめ」です。四点が揃っていたら「トレーニング」あるいは「緊急対策」です。暴漢に襲われたり、地震・火事の際は心身を無視して『頑張る』のが当然です。「頑張ったね」は終了の意味があるので心身にとって良い声掛けです。『入江フィンガーテスト』をしながら両方の言葉を呟いて比較してごらんなさい。

最悪の言葉は二重否定です。「……しなければならない」「止めてはいけない」など否定の言葉を重ねて強制する言い回しです。これは脅迫の雰囲気であり、発する方の心身にも、受け取る側の心身にも有害です。反養生です。『入江フィンガーテスト』で確かめてください。同じ強制でも、『……すべきです』は二重否定の文型でないので、心身を痛めません。『入江フィンガーテスト』で比較してごらんなさい。『養生の基本構造』を参照してください。

『前向きに』も、恐らく悪い言葉です。『重心を整える』をごらんください。

⑤『頑張る』にはさらに恐ろしい作用があるかもしれません。ボク自身、何かに向かって『頑張る』をしているときには『和顔愛語』ができないことです。「柔らかな・優しい」心が抹殺されるようです。『頑張る』を日常習慣にしている子どもたちは、自身の「柔らかな・優しい」心を失い、軍隊に

似た「いじめ活動」集団をつくり、それによっていまだ「柔らかな・優しい」心を保持している少数の子を自殺に追い込むという、フラクタルの活動をするのかもしれません。戦時中の世間の風潮にソックリです。

❖『ラレル』を唱える

口に出すことなく、こころの内で『ラレル』という呪文を唱える健康法です。いつでもどこでもできる方法です。始めは椅子に腰掛けて、『バリア再建』の姿勢で、目を閉じ、宇宙からのニュートリノの滝が絶え間なくバリアを貫き、体の全細胞が貫かれていることをイメージします。これで準備がととのいましたので、『ラレル』を繰り返してください。声に出すことなく、こころの内で唱えるのです。自分の好きなリズムで繰り返してください。次第に身体の力が抜け、頭頂から緊張が解けて、続いて首・肩と上から下へほぐれが進んで行くのが感じ取れたら成功です。ほぐれた部分は血流が良くなるので暖かくなります。この体験は、白隠禅師の考案された「軟酥の法」と同じかもしれません。それはともかく、これが体験できたら、寝転んでも、歩きながらでも同じことができます。脳天から足先へ向かってほぐれが進みます。

以上のやり方をマスターしたら、次の段階として、『ラレル』の呪文は自分の身体を作っている個々の細胞すべての合唱だとイメージしてみてください。さらに進めて、『生体を包む気』の分子も合唱に参加しているとイメージしてください。これで完成です。

途中で『あくび』が出るなら大成功です。心身に鬱積していた邪気が体外に出る動きです。

〈付言〉①地球上のさまざまな宗教を眺めてその共通点を探すと「帰依」に到達します。科学一辺倒で無宗教を自負している人でも、晩年には宗教心に目覚めたりします。特定の宗教を奉じてはいないが、なにか大いなる宇宙の摂理のようなものに帰依し、それを心の支えにしている人もいます。ボクはその一人です。

いのちにとっての最大の事象は、生まれることと死ぬことです。この二大事象について、いのちは完全に受け身です。両事象の間のわずかな期間だけ、いのちに幾ばくかの裁量権があり、それが「我」です。思うに、さまざまな宗教の始祖たちは宇宙の摂理を、不二のいのちを通して確認して、それを民衆に伝えようと工夫しておられたのでしょう。そしてわれわれを、始祖たち自身が帰依しておられる、宇宙の摂理への帰依へと導いてくださるのでしょう。そのさい始祖たちはみな、「我」を捨てることを教えます。束の間の泡に過ぎない「いのちの裁量権」が人間において肥大したものが「我」であり、帰依を妨げているから、「我」の払拭を通して帰依に導く方策をとられているのです。

逆の方策として帰依を通して我を払拭する道があり。宗教における祈りのコトバはそれです。『ラレル』は特定の宗教に属さない祈りのコトバ、として開発しました。はじめは「帰依します」を思いつきましたが、「我」による選択・決意の雰囲気が強いのでやめました。次いで、受け身の姿勢の呪文化として「レル」を思いつきましたが、それを唱えながら『入江フィンガーテスト』をしてみると、滑らかでありません。次に『ラレル』をしてみると『入江フィンガーテスト』が滑らかです。恐らく「レル」には反発精神や被害体験の歴史の雰囲気が付着しているからでしょう。試みに『ラレル』のつく文言を思い浮かべてもらうと、受け入れの雰囲気が主で反発の雰囲気が少ないことに気づかれるでしょう。しかもこの受け入れには「いのちの裁量権」の参加が程よくあるのです。この雰囲気を『主体的受動性』と名付けました。後にお話するいろいろな技法の理想的到達像です。

②宇宙の摂理を受け入れることは、いのちの始まりと終わりにおける必然であること。養生の主眼は「人間の賢しらが生み出したさまざまの我の産生物、からの解脱を介しての自然への回帰」であること。本書に出逢われて最初の、ほとんど練習なしでもできる養生法がこれであると同時に、本書のすべてが不要になられた、あるいは始めから不要な、健康な方にも役立つであろうし、途中のどの方法を試してくださる際にも『ラレル』の雰囲気をどこかに意識されることで本質的な上達が得られること。そうした理由で、『ラレル』を始めにお話しました。後の章でお話する「バリアの呼吸法」『うつ伏せ寝健康法』『地球におんぶ』『全経絡の気功』『アー・アーの気功』『気が主導』『靭帯ストレッチ』などの基盤にも『ラレル』があります。そのことをこころに留めておいてくださると上達が早いでしょう。

❖『幻の尻尾』

『ラレル』でもなかなか緩みにくい場所は頭蓋骨と骨盤です。頭蓋骨は骨同士がしっかり組み合わさっているので仕方ないのですが、ヒトは直立したせいで骨盤が全体重を支えることになったので、これも緩みにくいです。この二か所を緩める方法として思いついたのが『幻の尻尾』です。

骨盤の中心部は仙骨です。そして仙骨の先に数個の小さな骨が付いています。「尾骨」と言い、尻尾の名残です。尾骨には尻尾の名残として小さな筋肉も付いています。解剖学の教科書を見ると、「退化した筋であり、著しい作用を認めない」とだけ書いてあります。まるで遺跡の扱いです。他方、インターネットでチーターの走る動画を見ると、尻尾が身体全体のバランスに大切な働きをしていることが推察されます。これを真似て、いまは退化している尾骨周辺の筋の動きを復活してみようとするのが『幻の尻尾』です。

尾骨の先から直径三センチのほどの尻尾が生えている、長さは足首と膝との中間の好みの長さで、適度な重さがあるとイメージします。意識を背中と尻尾に置いて歩いてみましょう。尻尾はぶら下がってユラユラしており、このイメージを保持していると、尾骨・仙骨・脊柱そして頭蓋、ひいては身体全体がしなやかでバランス良い安定した動きの感触になることが分かります。『気持ちがいい』です、『舌トントン』で確かめてください。この『幻の尻尾』にはさまざまな機能があります。一言でいうと「体の芯を緩め・確かにする」です。

『頭蓋骨を緩める』という方法も考案しましたので、第五章『骨格』に紹介しています。

第四章　『陰と陽』

書物やインターネットで調べてみると、「陰陽論」はいろいろな考え方があって、それぞれ微妙に異なります。しかし、「森羅万象は隅々まで『陰と陽』のセットで成り立っている、いかに細分しても個々の部分に陰陽がある、ちょうど棒磁石を折っても折っても両端にＳ・Ｎが現れるのと同じである」、という点では統一されています。この本でも考え方は同じで、しかしごく身辺的・日常的な視点での陰陽の考え方を想定して、いろいろな工夫を纏めてみることにしました。また「陽の気」「陰の気」という考え方があって互いに逆方向の流れになっているらしいのですが、養生では、通常は陽の流れだけを意識しておけば陰の流れは同時に逆方向に流れるだろうと考えます。「意識は陽で無意識が陰」であると考えるからです。

❖身体の陰陽

コアラや猿の赤ちゃんがお母さんの背中に負ぶさっています。そのときお日さまの光が当たるところを「陽」とし、影になる部分を「陰」とします。赤ちゃんのお腹側（陰）がお母さんの「陽」に接して一体化しています。日常は南（陽）に背を向けた姿勢が『気持ちがいい』一体化、すなわち気の流れがいいのです。

脳と身体では脳が陽・身体が陰です。地球は南が陽・北が陰、死んだ人は陰である北に陽である脳を置きます。ここで面白い実験があります。上（宇宙）が陽で下（地球）が陰なので陽である手背を上に、陰である掌を下向きのしたほうが『気持ちがいい』すなわち気の流れが良いのです。『舌トントン』で確かめてください。さらに、膝に置いた手を右手の上に左手を置いたほうが『舌トントン』が滑らかなので左が陽であることが分かります。また、図４‐１のように手を重ね、左の親指（と右の小指）側を北

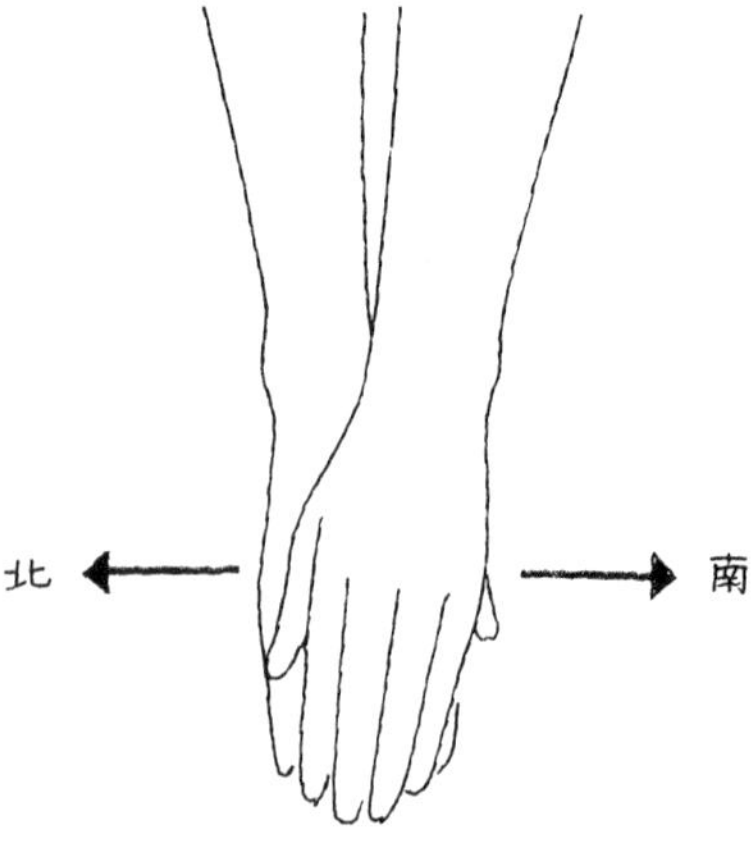

図 4-1　身体の陰陽

に向け左の小指（と右の親指）側を南に向けて『舌トントン』や『センサーとしてのからだ』で確かめると、方位磁石と見事に一致します。これを応用すると、山中や地下道でも方位磁石として使えます。これを使って、方位だけでなく、あらゆる人物や物品やお店や場所について、陰陽の気の流れを感知できます。馴れると片手だけでもできます。

〈付言〉①バラバラの磁石を寄せ集めると、SとNがくっついて統一体となります。同様に陰と陽とはセットになりますし、陰同士、陽同士は弾きあいます。お母さんの背中におんぶしている幼児は溶け合う一体化の状態にいますから、溶け合う能力が育ち濃くなり「甘え上手」になりましょうし、最近流行の「抱っこ帯」で育てられた幼児は、陰と陰が対峙していますから一体化になりません。早期から「自立」の能力が育ち、溶け合う能力の無意識界への蓄積が薄くなるとしたら、それも広義の「アダルト・チルドレン」の病理となるのではないかと思ったりします。人生史の中の「負われてェ見たのォはァ　いつのォ日ィか」の気分の消失です。二歳までは、負んぶを習慣にしてほしいです。愛着障害の『母におんぶ』をごらんください。

②背中側が「陽」腹側が「陰」なのですが、もう一つ、表面が「陽」内面が「陰」ですから、人体をイメージした際に、表面から「陽・陰」が地層状になっていて、ちょうどクロワッサンのような陰陽の層になります。層が内側へ辿っていくと「陰」の極まるところに到達します。実体としての身体の『中心軸』です。これについては『対人緊張』のところでお話します。さらには『幻の尻尾』は『中心軸』をしなやかにします。

❖陰は支え・陽は導く

陽は表にあり陰は裏にあるので、陽が目立ちます。天は陽で地は陰です。天は実質がなく地は実体です。意識は陽で無意識は陰です。こころは陽で身体は陰です。すなわち、組み合わせでセットを作ったとき、陽は機能で陰は実質です。しかも陽のエネルギーは陰から供給されています。泡のエネルギーが渦から供給され、さらに川の流れから供給されており、川の流れは地と引力に支えられているのです。政府が「陽」で国民が「陰」であり、政府が国民を導きますので、民が支配されている構図ですが、国民のエネルギーを無視すると国力が衰えて政府は立ち行きません。太平洋戦争の結末はそれです。そもそも、政府だけの国家なんてありえません。第二次大戦でフランスがナチスに占領されていたとき、外国に逃れた政治家が「亡命政権」なるものを作りましたが、それとて、祖国フランス国民からの連帯と支持を前提にした存在なのです。こころは身体を導きますが、無理な命令でからだが疲弊するとこころは壊れます。男と女では男が導き女が支えるのは基本の構図なので、「男尊女卑」などと言いますがそれは文字言語の世界であり、種としての実体は子宮から子宮へ連鎖してゆくのです。一個の卵子と数億の精子という構図は、ミツバチと同じ図柄です。妻を大切に思うことは夫自身の養生法です。妻を失った夫の寿命は短く、夫を失っても認知機能を失っても妻は生き延びます。一夫多妻は男が工夫した哀しい対策です。

〈付言〉①「陰は支え・陽は導く」はいのちの養生でも基本原則です。さまざまな陰陽のセットを想定し、それを尊重してください。また、陰陽は層構造になっています。たとえば、この本は導く役割で、読む人は陰です。読んだ人のこころが受け入れて身体を導き、身体が活動して生理機構を導く。さらには個々の細胞も背中側が陽であるという、これもクロワッサンの層構造です。それらの層構造が上手く進むと、この本は存続し、どこかが頓挫すると、この本は紙屑となり消滅します。こうした連鎖を空想することは、楽しい頭の体操です。『雑念散歩』をごらんください。

❖『気が主導』

これは『陰と陽』の最終熟練段階であり、『ラレルの呼吸』の発展形です。心身のすべての機能を『気が主導』するのです。本書でのすべての修練の最終目標としていろいろなところでここに戻ってきます。

すでにお話ししましたように、すべてに陰陽があり、陰はより実体があり、陽はより機能であり実体が薄いのです。身体では実体の確かな骨格から体表に向けて「陰・陽」がクロワッサンのような層構造をなしており、体表の外側には後にお話しする『気のバリア』がありそれが身体を動かします。そしてさらなる陽として、全体を包む「気」、それは限りなく広がり、さらには身体のすべての間隙をも満たしている「気」を想定します。その「気」がすべてを動かすのです。ここで陰はより実体であり陽は実体が薄いことに戻ってみますと、『気のバリア』までは絵に描くことができますがその外側の「気」は存在を空想するしかありませんから、さらに実体が薄いです。さらに薄いのは「意」です。「意」が「気」を導くのですが、「意」は「陽の極み」でありその存在は空想するのも困難です。

そして、「意」が「気」を動かし、「気」が『気のバリア』を動かし、『気のバリア』が身体を動かしてゆくのが究極の熟練です。試みに、フラメンコの動きやマイケル・ジャクソンの動きを真似してごらんなさい。あの「切れ味の鋭い」動きは、「意」が「気」を動かすのをスタートとしたときに初めて可能になることがわかります。この本で紹介するすべての動き・活動は、とくに強調しなくても、最終的には「意」が「気」を動かす境地を目指すのだと、こころに留めて練習してください。

第五章 『骨 格』

人体は約二百個の骨が組み合わさって骨格をなしています。骨同士の接触面は絶妙な凹凸で互いに連結するようになっていますから、筋肉の動きでズレても、力が抜けると本来の連結位置へ自動的に戻ります。通常はその連結は靭帯という柔らかな弾性のサポーターで保持されています。それらすべての協調作業でしなやかな動作が可能になっています。

その精妙さがいろいろな原因で損なわれます。

「鞭打ち症」を知っていますか? 脊柱全体が鞭のように振られた結果の損傷です。当然、脊柱の両端である首と腰との損傷、すなわち骨のズレと靭帯や血管の断裂が生じます。多くは、車を運転していて追突された結果として起こります。転んだり殴られたり、あるいは転落事故で起こることもあります。この傷害を被った人は、しばらくして、あるいは数年後に、歪みが背骨全体に広がり、さらにはいろいろな自律神経の異常を起こします。ときには、幻聴や幻視などの精神病症状さえ出ます。そして、首や背骨の歪みを治すと、向精神薬無しで症状は消失し治ってしまいます。

他方、精神科の患者さんの中には、追突などされていないのに、首や背骨に歪みのある人が多いのです。こころの苦しみがあると、脳の不調和から筋肉の緊張がアンバランスになって、自分の筋肉の力で、首や背骨を歪めてしまうらしいのです。そして、背骨の歪みがさらに心身の不安定を悪化させますので、悪循環になります。ですから、背骨の歪みのある人は、歪みを治すことが精神疾患を含めたあらゆる病気の養生に役立ちます。

さらに重要なのは、筋肉や皮膚の古い傷跡の癒着が動きを制限したせいで、骨格の動きのアンバランスがドミノ倒しで広がり、とても多くのさまざまな病気の原因になっているという証拠があります（「身体のトラウマ・ケガによる変形の痕を修正する方法」白柳直子著　大阪公立大学共同出版会　二〇〇九）。

また、ヒトの骨格の全体像は四足歩行動物のそれとよく似ています。その骨格で並外れて重い頭を保持するには直立するしかありません。そのことが腰痛を含めいろいろな骨格の不具合を引き起こします。「整体治療」などが必要となるのです。昔の拭き掃除は他の動物と同じ四つん這いになるので、腰痛の治療ひいては骨格全体の養生そして全身の養生に役立っていたのです。むろん、長く続けるのは首がもちませんが、四つ脚の状態が骨格にとっては自然なのだ、『気持ちがいい』のだという原理だけは心に留めておいてください。それを工夫したのが『チーターの体操』『進化の体操』です。

❖『システムとしての骨格』

二百個の骨は構造を備えているだけではありません。それぞれに付着している筋肉とそれを動かしている神経系、さらには神経系の統合体としての身体図式が参加して、壮大なシステムが完成しています。システムには総中枢と地方中枢があります。すべての動きを全身運動とするのにこのシステムが大切ですからぜひ覚えてください。さらに、解剖学の骨の名前でお話ししますが、自覚的に把握するには『舌トントン』が必要です。できるようになっていてください。総中枢の中心は『命門』です。解剖学では第二腰椎です。肋骨の下縁を背中側へ辿って脊椎とぶつかるあたりです。意識の集中をその辺りにおいて動かしながら『舌トントン』で探すと「スッ」とする場所が『命門』です。『命門』は後の章でも大切になりますから、確実に捉えられるようになってください。総中枢には三銃士の中枢があります。中でも最高位は第二仙骨です。「臍下丹田」と呼ばれる臍の下五センチぐらいのところを背中側に辿って仙骨の中央にぶつかった辺りが第二仙骨です。その辺りを『舌トントン』で探ると「スッ」とする場所が第二仙骨の中央です。ここが意識できると、そこを腹壁へ投影したのが「臍下丹田」だと思います。人が直立歩行をするようになったせいで、この場所が三銃士の中の兄貴分になったのです。下半身全体を統括します。

弟分は「蝶形骨」と「大椎」です。「蝶形骨」は頭蓋骨の中心にあり頭蓋骨と頸椎を統括しています。「大椎」は第七頸椎であり、胸郭と上肢を統括します。ともに『舌トントン』で把握できます。さらに「支部中枢」があります。掌の真ん中あたりに「有頭骨」があり、掌と上肢を統括します。そして土踏まずの後ろのあたりにある「距骨」で下肢を統括します。ともに『舌トントン』で位置を把握できます。動きは『命門』⇩「三銃士」⇩「支部中枢」と指令が伝わるイメージのとき、滑らかでしなやかな動きになります。

〈付言〉骨格の構造は、これからいろいろな方法を説明する際に使いますので、その時もう一度ここを参照してください。ただし、統括中枢はすべて、動きに際して意識を置いて、『一動全不動』ができているかどうかを確認するためであり。そこで動かしている意識を持たない方が良いです。『気が主導』をごらんください。

❖『靭帯・関節ストレッチ』と筋トレ

「筋ストレッチ」という健康法が流行っています。運動の前後に筋肉をほぐすのが大切だとして必ず行われます。その際に反動をつけないように注意されています。細かな筋繊維の断裂を起こす危険があるからです。ところが、「筋ストレッチ」の実際を観察したり、自分で行ってみると、本質は関節の可動範囲を拡げるストレッチであり、靭帯というサポーターの弾性を向上させようとする、『靭帯・関節ストレッチ』であることが分かります。『靭帯・関節ストレッチ』であることが分かると、やり方が変わります。これまで他の筋肉や体重などの外力でストレッチを行っていたのを止め、外力は靭帯のどの部分をどの方向に引き伸ばすのかを誘導するための微かな力を加えるだけで、引き伸ばす力自体はその関節や靭帯に関連している筋肉の力だけで行うように変えます。その関節に関連する筋肉の力だけでストレッチをしますから、無理がありませんし、その筋肉の筋トレにもなります。さらに、関節と靭帯への感覚が得られることは、そこを支配している末梢神経と脳とのつながりのトレーニングになります。また、添えている他の筋力や体重は不要になりますので、動き全体は目立たないものになり、会議中でも電車の中でもどこでもできるストレッチになります。

関節の可動性を広げる『靭帯・関節ストレッチ』は、実際には筋ストレッチでもあり筋トレでもあることがはっきりしましたので、さらなる発展を工夫しましょう。末梢⇕全体の統合のトレーニングです。一例を挙げましょう。手首を内側に曲げる動作は手の関節のストレッチですが、五本の指を曲げて蕨のような形へ発展することができます。掌の中央にある「有頭骨」を意識すると手首の曲がりをさらに強化できます。肘関節を参加させ「大椎」を意識すると肩甲骨を含めた上肢全体を屈曲に参加させることができます。さらに中枢に遡り『命門』を意識すると、そこから今度は全身が手首曲げに参加するようになります。末梢から全体への広がりです。関与した関節にかかわるすべての筋や神経系、ひいては身体図式が手首曲げに寄与します。数秒間その状態を維持したのち曲げる作業を終了し、直ちにその動作全体を軽やかに反復しましょう、軽やかに十回ほど反復すると「手首回し群」という身体図式が定着し、末梢と全体が統合されます。太極拳で重要な教えである『一動全不不動』すなわち、どこかの部分が動くときに動かない部分が無いように、への第一歩です。暇にあかせていろいろな関節ストレッチでこれを行ってください。初期の効果は、血流が改善して関与した部分がホカホカします。関与した関節の数が増えるにつれて「しなやかな全身」すなわち柔らかで強靭な身体を得た悦びが得られます。器具を使っての筋トレで得られる固くて逞しい身体感覚とは異質で、これぞ養生のための「筋トレ」だと感じます。これから先の発展は、第七章『動く』でお話しします。

〈付言〉骨と骨の接触面には十分な筋肉が関与していないものもあります。仕方がないので外力による『靭帯・関節ストレッチ』をするしかありません。『頭蓋骨を緩める』『仙骨ほぐし』『ストレッチ・ポール』がそれです。理屈はそうですが実際に行ってみると、これらの部分も、関節面を感覚できるようになると周辺の筋肉で動かせるようになります。さらに熟練すると、直接に関与している筋肉が全くない骨も動かせるようになります。周辺の骨が動くことで二次的に動かせるのです。それについては『動く』のところでお話しします。

❖『頭蓋骨を緩める』

頭蓋骨はたくさんの骨でできています。胎児のときは何十という数だったらしいですが、だんだんくっついて十数個になり、それもしっかり組み合わさっています。死後の頭蓋骨は一つの塊になっていますが、生きている間は、つなぎ目にわずかな隙間と水分があるようです。それを利用して頭蓋骨を緩めます。動きとしては「隙間を拡げる」「折りたたむ」が主ですが、蝶形骨はわずかながら「回転」ができます。まず図５‐１のような手の形で、五本の指先だけを皮膚に接して、頭蓋・顔面の至る所の骨を緩めましょう。特に、耳と目の周りの骨を緩めましょう。眼球を痛めることが無いように、眼窩の骨の部分だけに指を当ててください。頭蓋骨と首の接点すなわち第一頸椎の組み合わせとその下の第二頸椎との組み合わせ部分は、直接には手が届きませんが、イメージの指はどこにでも侵入できます。上手くできていること

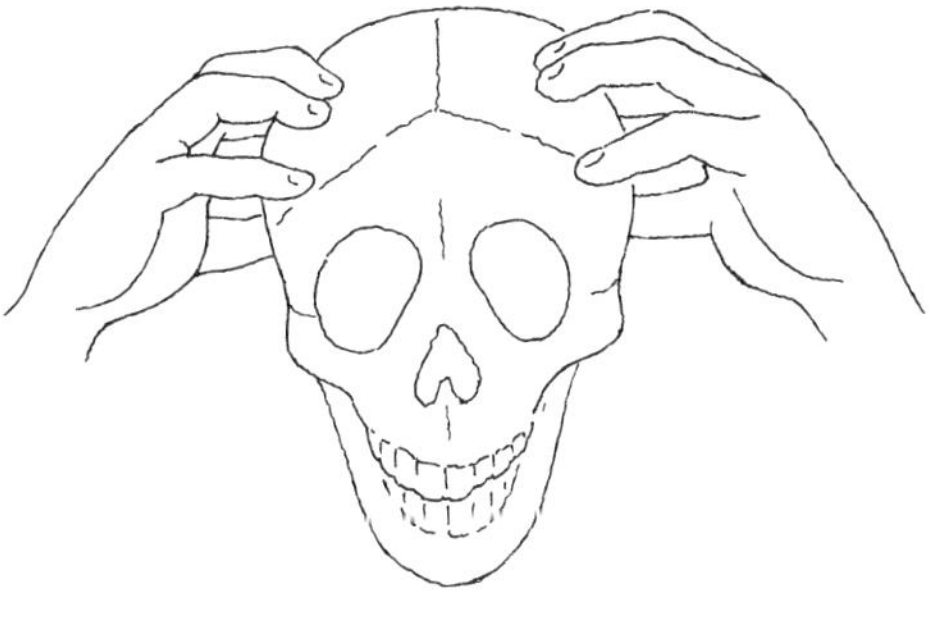

図 5‐1　頭蓋骨を緩める

は『気持ちがいい』反応や『舌トントン』で確かめられます。最後は蝶形骨です。蝶形骨はその大部分が頭蓋骨内にあり、脳全体が載っかっています。わずかに、こめかみの凹んだ所に端っこが表面に出ています。図5‐2のように（実物の、あるいはイメージの）五本の指でその蝶形骨を摑んで（摑んだつもり）、蝶形骨と周りの骨との組み合わせを動かしてみましょう。回転させたり捻ったりしてみましょう（したつもり・イメージ）。『舌トントン』が滑らかになり脳が『気持ちがいい』なら成功です。目がパッチリします。『頭蓋骨を緩める』をしていると、頭蓋骨を構成している個々の骨をバラバラに意識できるようになります。

頭蓋骨を緩める効果のなかで特別に重要なのが『脳を冷やす』です。

〈付言〉①頭蓋骨が緩むと、連想が豊かになり、『気持ちがい

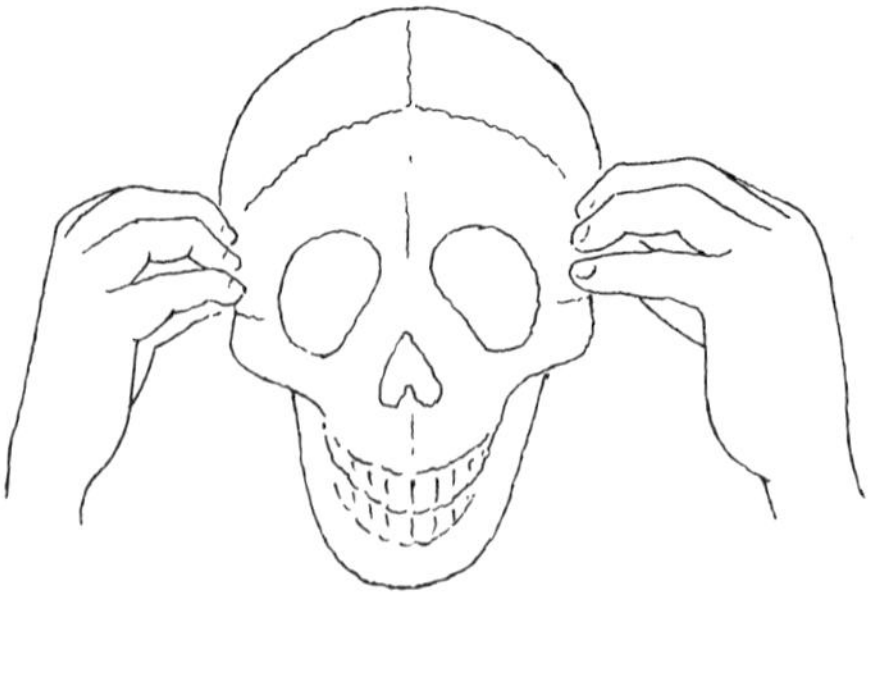

図 5-2　蝶形骨を摑む

い』です。「頭が硬い」「頭が柔らかい」という表現の起源はそれなのかなあ、と不思議な気がします。

②『頭蓋骨を緩める』でも、『命門』に統括される中枢群に意識を置いて『一動全不不動』を目指して行うのがコツです。

③上達するにつれて、できるだけ手指の力を抜いて、骨を「気」で動かすつもりでしてください。『靭帯・関節ストレッチ』をごらんください。

❖『脳を冷やす』

図５‐３をごらんください。前頭骨と頭頂骨の継ぎ目は赤ちゃんでは離れていて「大泉門」という名前で、触るとペコペコしています。頭頂骨と後頭骨のつなぎ目は「小泉門」です。両方とも大人で

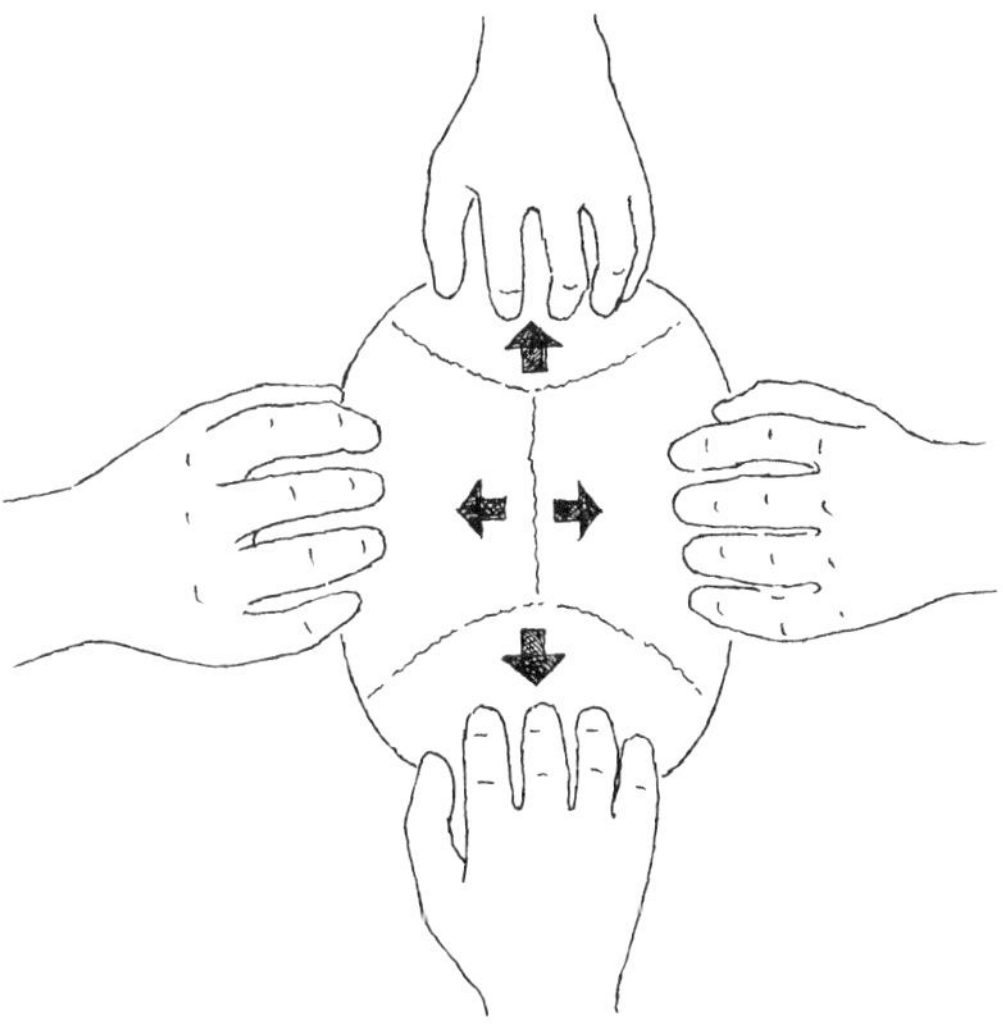

図 5–3 脳を冷やす

はくっついてしまっていますが、両掌で骨を包んで開くようにするとわずかに離れます。呪文は「ハナレテ・ハナレテ・ヒーロクナール・ヒロクナル」です。力で開けるのでなく、呪文で開くという気分がコツです。熟練すると掌も呪文も使わずに意識だけで開けるようになります。そして離れた隙間から熱気が上がって来るのが掌で確かめられます。脳は活動すると熱を持ちそれを冷やす必要があります。正常な活動でも悩み活動でも同じように熱が出ます。熱気の出口のところにタオルで包んだ保冷剤を当てると『気持ちがいい』です。しかも下肢が0脚になっていたのが修正され、体重が親指側に寄ります。ですから逆に、両下肢が0脚になって、体重が小指側に架かっている人は、脳を冷やす必要がある状態だと診断できます。脳が過熱するのは、悩み・苦しみの活動でも幸せで・健康な活動でも、グリコーゲンの燃焼の結果であることに変わりありません。

❖『仙骨ほぐし』

脊柱の下端は仙骨です（図5－4）。仙骨は五個の骨でできています。その中心は上から二番目の骨です。その前方に「臍下丹田」があるからです。さらに、仙骨が丸くなると必ず背中が丸くなります。仙骨を整えるだけで猫背が直ります。そのほかにもさまざまな病気に関係します。

仙骨では、五個の骨のつなぎ目に加えて左右の腸骨とのつなぎ目（仙腸関節）が重要です。

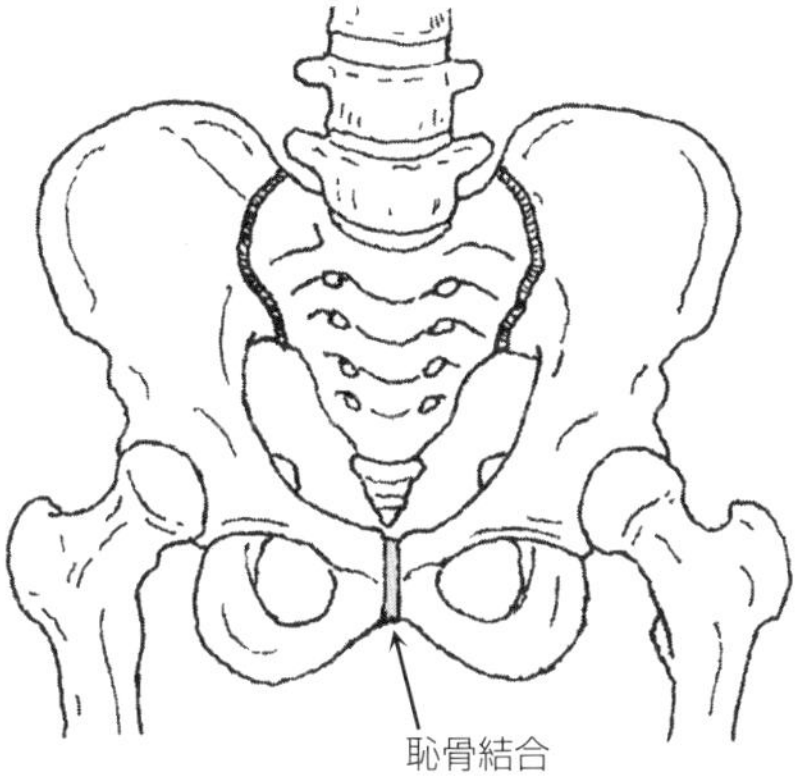

図 5-4　仙骨

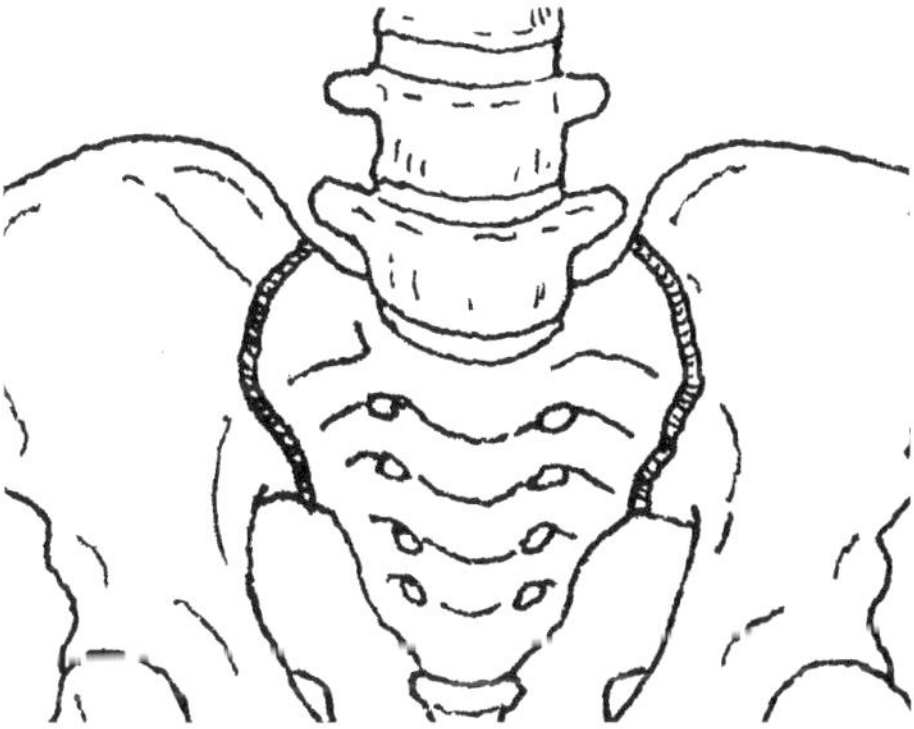

図 5-5　仙腸関節

図5‐5をごらんください。図5‐6のように両手をわずかに丸めて掌の窪みを親指で補強します。そうすると人差し指と中指の付け根の関節が突き出ます。この部分を使って仙骨を揉みほぐします。図5‐7のように仰向けに寝て関節の突起部分を使って仙骨や仙腸関節を丁寧にもみほぐしましょう。コリのあるところを、少し痛いけど『気持ちがいい』強さの揉み方でほぐしましょう。呪文は「ヤーワラカニ・ヤワラカーニ」です。このとき全身の骨格を意識していると首や顎や手足の関節が「コクン」と音を立てて整体されることがあります。大成功のサインです。また、O脚が修正されたり、『ストレート・ネック』が改善します。膝の痛みが消えたり、呼吸が深くなったり、眼がパッチリになったり、予想外の効果が出て、「仙骨」と名付けた先人の叡智に驚かされます。中年期を過ぎた人は皆さん、これに加えて『チーターの体操』を就寝前の毎夜の習慣にされることをお勧めします。これも最終的には意識だけで動かせるようになります。仙骨周辺の小さな筋肉群で、柔らかな仙骨の

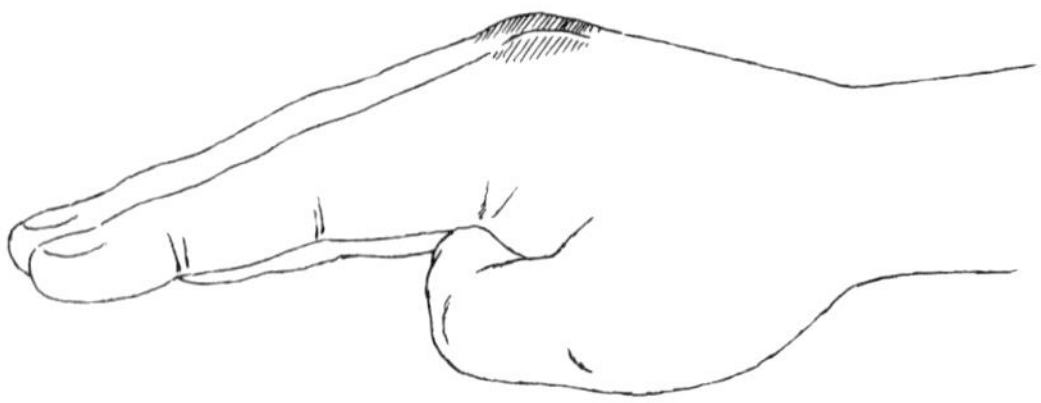

図 5‐6

動きができるようになるのです。『幻の尻尾』を併用するとさらに効果が細やかになります。仙骨がしなやかになると脊柱全体がしなやかになり、ひいては身体全体が統合されたしなやかさになります。それは、ただの柔らかさとは異質です。しなやかになった仙骨は常に絶え間なく、程よい湾曲を自ずから選択して、骨格全体に束ねの役割を行います。ボクは仙骨ほぐしをするようになって、体の動きのすべてが滑らかに行えるようになり、動きのセンターは『命門』であり、構造のセンターは「仙骨」であると確信するようになっています。動きの完成形は『進化の体操』です。

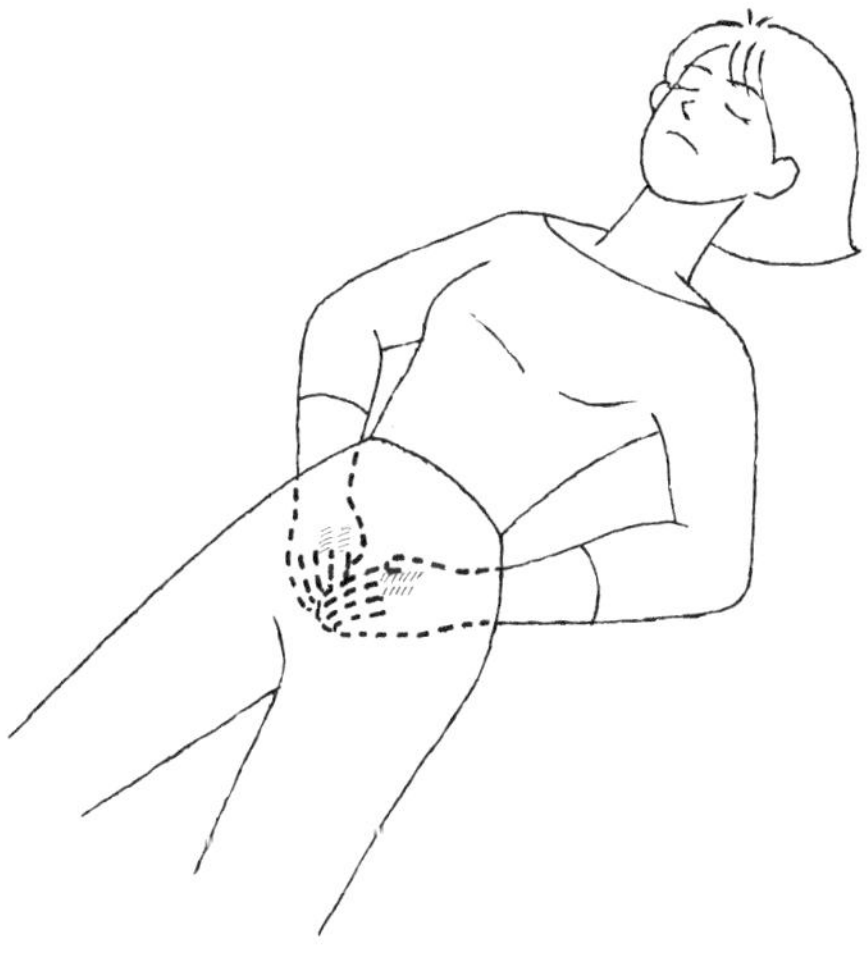

図 5-7

〈付言〉①仙骨を構成している五個はほとんどくっついて一個の骨のようですが、互いの接触面にわずかな可動性があり、理想的には、強くしなやかな三角体となることが可能です。

②『仙骨ほぐし』には、その先の「尾骨」とともに、とても重要な・他に代えられない役割があります。脳の興奮を鎮める働きです。『幻の尻尾』『泉の気功』をごらんください。

③仙骨ほぐしに役立つ器具は、『ストレッチ・ポール』です。

④仙骨と仙腸関節が緩んだのち、「恥骨結合」（図5－4）の可動性が蘇ると、骨盤全体がしなやかな可塑性を獲得します。この「しなやかな骨盤」は『幻の尻尾』と共同して、骨格全体のしなやかな動きを主導します。『歩く』をごらんください。

❖『ストレッチ・ポール』

体の硬い人、『うつ伏せ寝健康法』が苦しくてできない人を見ていると、仙骨が背中側へ丸く突出していることが多いのです。立ち姿は猫背です。『仙骨ほぐし』で仙骨を柔軟にすることをお勧めします。さらに『幻の尻尾』で尾骶骨が整うと『チーターの体操』が上手くできるようになり、背骨全体が柔軟になり、あらゆる動きが滑らかで優美になります。前準備としてストレッチ・ポールをつかうのがお勧めです。市販の製品もありますが、自作したほうが自分の体に合わせることができ、しかも経費がかかりません。

使い古して固くなったバスタオルを二～三枚用意します。新しい品はふかふかしすぎて向きま

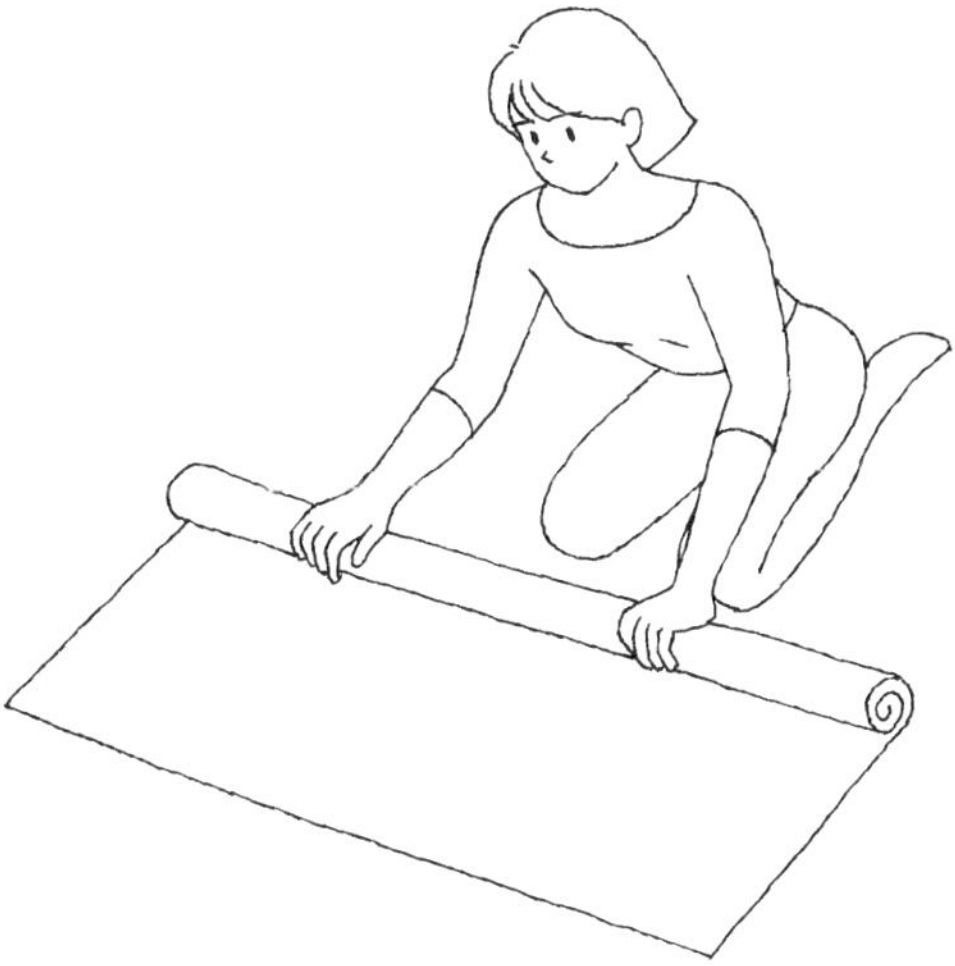

図 5-8　ストレッチ・ポール①

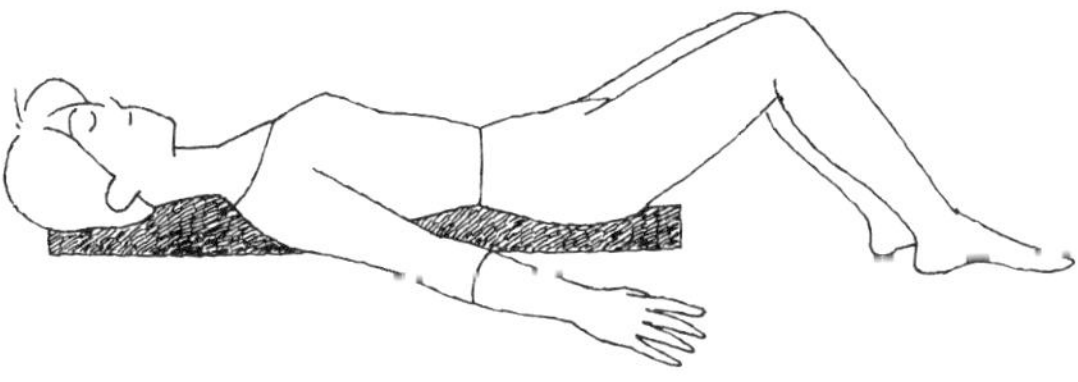

図 5-9　ストレッチ・ポール②

せん。まず、水で濡らした新聞紙を二～三枚丸めて棒を作ります。捻るようにして固く締めて、その後乾かします。それを芯にしてバスタオルを、図5 - 8のように巻いて棒状の物（ポール）を作ります。二枚だと腕ぐらいの太さになり、三枚だと脚ぐらいの太さになります。実際に使ってみて『気持ちがいい』方を選びます。輪ゴムで数か所留めておくといいでしょう。

ポールの長さは普通の大人の仙骨から頭頂部のあたりまでになります（図5 - 9）。仰向けに寝て、四肢を自在に動かします。その際、脚の指先と手の指先とが常に床に触れているようにします。上肢と脚の重量を床に預けることで、四肢全体を緩めるためです。『舌トントン』をしながら、『気持ちがいい』間だけその状態を続けてタオルを除くと、仙骨を含めた背骨全体が引っ込んで空間ができている感覚が残ります。毎晩行うと次第に仙骨が引っ込み、背骨が真っ直ぐになり（生理的湾曲は残ります）、肩甲骨が肋骨から剥がれた『気持ちがいい』体つきになります。

〈熟練〉これも究極には、イメージの『ストレッチ・ポール』を使って、立ったままでも歩きながらでもできるようになります。

❖『チーターの体操』

この体操の目的は、全身の骨格の歪みの修正ですが、いまひとつ、これまで基本としてお話しした『靭帯・関節ストレッチ』『ラレル』『一動全不動』『幻の尻尾』のすべてを同時に行う体操です。ヒトは頭部が巨大で、それを細い頸部で支えていますので、頭部が前へずり落ちてさまざまな苦痛や自立神経失調症を生じます。それをゆらゆらと動かしながら整体するのです。そのことは逆に、鞭打ち症などの急性の傷害を受けて、頸椎が傷んでいる時にはしてはいけないわけです。チーターの姿勢をとって痛みを感じるなら「禁止」ですし、『舌トントン』『入江フィンガーテスト』で『気持ちが悪い』なら、してはいけないのです。

うつ伏せになり図5-10の姿勢をとります。あらかじめインターネットの動画で本物のチーターの動きを見ておくと感じがつかめます。映像の中のチーターの尻尾を真似て、同じような『幻の尻尾』のイメージを描いてください。四肢の指先で地を摑んで、獲物に忍び寄るチーターの気分で動きます。わずかな骨の動きで充分で、全身の関節がすべて同時に動いているのが達成目標です。『幻の尻尾』を動かすと背骨ひいては骨格全体を動かしやすいことに気づくはずです。骨格の

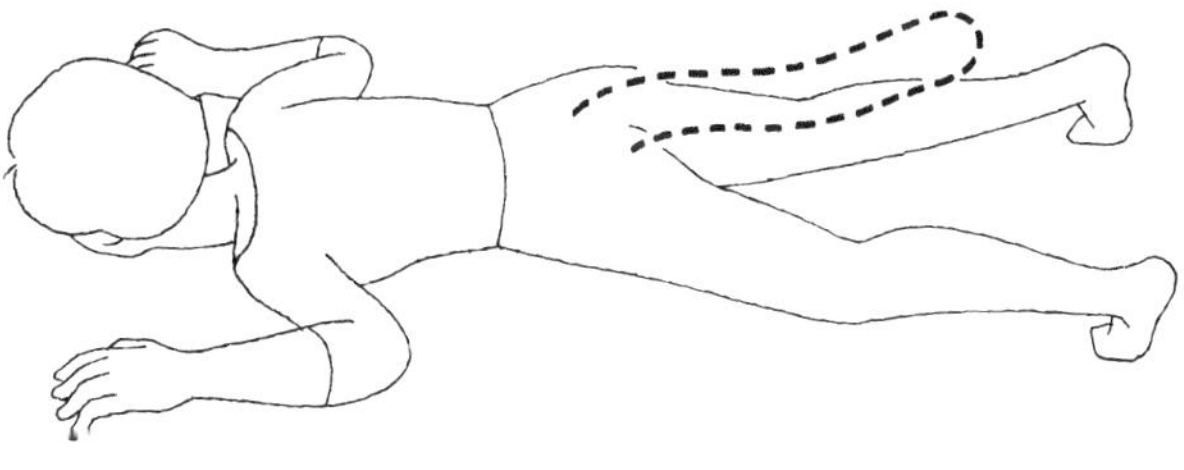

図5-10　チーターの体操

関節面はすべて凸凹しており、互いの凸凹が上手く嵌り合うようにできているのに何かの不具合でずれているので、わずかな動きで修正されるものです。たとえば、足の関節のズレとの『折り合いをつけて生きる』必要上やむなく首がズレていることも多いので、同時に動かすことが必要なのです。目玉も表情筋も頭蓋を構成している数個の骨もごくわずかに動かせるとイメージしましょう。なかでも、頭蓋の中央部にあり脳を載せている「蝶形骨」を動かすとイメージしてください。蝶形骨には筋肉が着いていないので、直接には動かせませんが、頭蓋を構成している骨群が動けば、二次的には動くのです。蝶形骨は脳髄を載せていますから、その些細なズレが脳髄を不快にさせています。

終わって立ちあがったとき「目がパッチリ」するなら大成功です。気の流れが良くなったのです。

〈付言〉①この体操は軍隊の「匍匐前進」そのものですが、いまの若い人向きに『チーターの体操』と名付けたのです。

②所要時間はいくらでもいいのですが、毎晩寝る前に三十秒ぐらいやると、修正された骨格で眠る毎日の積み重ねが「整体」となります。

③骨格ことに背骨の歪みの修正には、「整体療法」「カイロプラクティック」などと呼ばれている治療を受けるのが正式です。最近では、日本中どこでも、そうした治療者が見つかります。ただし、

心身養生の一環として治療を受ける場合は、「ソフトな整体」と呼ばれる技術のほうが向いています。骨を「ギクッ」と音をさせて瞬間に矯正する技術を売りにしている治療はおすすめしません。その種の治療は柔道選手などの筋肉や骨の発達した若い人向けです。この本の読者は軟弱な人なので、そうした強力な治療の副作用でかえって調子を崩す人がときどきおられます。逆にソフトな施術では、施術をしていない離れた場所の関節が「ギクッ」と修正されることがあります。自然治癒力が蘇ったのです。ソフトな治療では、効き目はゆっくりですが、その代わり副作用も少なくて安心です。治療を受けた直後やその夜に「気持ちがいい」という変化があるときに、その治療法が（また治療者が）あなたに合っているのです。そのようなつもりで治療者を選びましょう。治療者選びには『8の字センサー』が有効です。『舌トントン』でも判別できます。

④骨格ごとに背骨の歪みの原因の一つとして、左右非対称なスポーツがあります。ピンポン、テニス、野球、ゴルフその他、多くのスポーツは動きが左右非対称です。このような運動の直後には、必ず、通常と逆の動き、つまり、利き腕でないほうでラケットを振ったり、ゴルフのスイングを逆まわりにしたり、を何回かしてからシャワー室に行きましょう。これも『逆をする』です。

歪みを起こすことなく、逆に修正する効果のとくに優れたスポーツは水泳です。水泳競技のテレビ中継を見ていると、スタート台に立っている水泳選手は皆、他の競技の選手とは比べものにならないすっきりした背骨の線を見せています。水泳は、水に浮いているので筋肉がリラックスしやすく、背骨の周囲の筋肉も緩みやすいのです。『チーターの体操』のついでに「布団の上での水泳ごっこ」をするのもお勧めです。水泳のさらなる養生効果については第七章でお話しします。

⑤『チーターの体操』は『うつ伏せの全経絡』『進化の体操』と共通部分が多いのでそちらも参照し

て組み合わせるのがお勧めです。全部の骨を参加させて動かせる人は、『チーターの体操』の形のままで『進化の体操』のすべてをイメージとして行えます。

⑥不健康の原因の一つに「睡眠時無呼吸症」があります。マウスピースを使ったり、呼吸を補助する機械を使ったりするのが標準の治療ですが、『チーターの体操』は頭蓋骨を後方に移しますので、「舌根沈下」が起こり難くなり「睡眠時無呼吸症」が軽くなります。試してみてください。

⑦『チーターの体操』にはいまひとつ重要な効果があります。『重心を整える』です。現代のわたくしたちは「前向きに」「目的を目指して」などの言葉の暗示で前方に意識が向きがちです。そのせいで「前に引っ張られるように」歩行する習慣がつき重心が前方へ移りがちです。これが肩こり・頭痛・耳鳴りなどの原因になっています。『チーターの体操』で簡単に改善する場合があります。重心が前方偏ることを防止する心得については、『歩く』を参照してください。

⑧『チーターの体操』も、上達したら『気が主導』の動きにしてください。

⑨頸椎の生理的湾曲が失われてしまった『ストレート・ネック』という状態があり、スマホの熱中によるうつ向き姿勢が原因だと言われます。『ストレート・ネック』はさまざまな心身の故障の原因になっており難治ですが、『チーターの体操』と『仙骨ほぐし』で容易に改善されます。ぜひ試してください。

第六章　呼　吸

生き物はみな呼吸をしています。植物も単細胞のアメーバも呼吸をしています。ボクは前二冊でも呼吸法を紹介しましたが、あれは発展途上でした。ようやく、全体の養生法にしっくり組み込める呼吸法にたどり着きました。『バリアの呼吸法』です。それを紹介する前に、まず、自然発生の特殊呼吸法である、『あくび』についてお話しします。

❖『あくび』

眠気のある時だけでなく、緊張時や呼吸法の最中やその他のリラックスを目的にする養生法の最中に、あくびが出ます。あくびは新鮮な空気を吸い込むための自発現象だと一般に考えられていますが、『あくび』の際に吐く息に指先を近づけて『入江フィンガーテスト』をすると、その息は凄く悪い空気であることが分かります。また、普通に深呼吸して息を吐くときの最後に残った息を『入江フィンガーテスト』で検査しても、それが悪い空気であることが分かり、呼気を吐き切ることが健康に良いと分かります。つまり、あくびは体内の悪い何かを排出する「自然治癒力」の動きです。ですから、あくびが出たときは、いまの瞬間にやっている養生法が効果を挙げて、組織からの老廃物が肺にまで運び込まれ、その結果として「ゴミ捨て呼吸」が必要になっているのだと思ってください。緊張時のあくびも、それで説明可能です。

さらに大切なのは、自然に出るあくびは最高の「呼気」の吐き方であることです。自然にあくびが出たとき、自分の身体の内側、とくに骨格全体の動きを観察してください。「呼気」の吐き方の教科書です。この身体内部の動きを忠実にコピーして息を吐く習慣に役立てましょう。

❖『バリアの呼吸法』と『軟口蓋の呼吸法』

『あくび』が最高の「呼気」であることに気付き、それをヒントにこれまでの呼吸法の工夫を再検討しました。数ある呼吸法のなかで主流になっているのは、皆さんご存知の「腹式呼吸」です。「腹式呼吸」は意識を下腹においてその部分で呼吸を主導します。ところがそれをしながら『入江フィンガーテスト』をすると『気持ちが悪い』の反応が出ます。さらに『あくび』の際の身体を観察すると、身体は『ラレル』で動かされている体感です。そこで、呼吸ができない病気の病者が「鉄の肺」で呼吸を助けられていることをヒントに、自分の全身を皮膚のすぐ外側で囲んでいる『気のバリア』を「鉄の肺」に見立てて、『気のバリア』と『生体を包む気』が主導して身体を呼吸させるというメージを試してみました。『気が主導』です。これだと『入江フィンガーテスト』が『気持ちがいい』の反応をします。これを『バリアの呼吸法』と名付けました。さらに、「鼻から吸って口からゆっくり吐く」を推奨している健康法が種々あります。これをヒントに『軟口蓋の呼吸法』を加えました。

①まず全身が『気のバリア』と『生体を包む気』で包まれ、圧縮されて、縮んでいます。鉄の肺で「吐く」になっている状態です。『あくび』終了の状態です。そこから『生体を包む気』に主導されて、四肢や頭部も含めた全身が膨張するイメージです。背中側も広がるように注意しましょう。極限まで広がったら一秒ほど静止して、次には『生体を包む気』に圧縮されて全身が縮みます（図6‐1・2）。

②練習の段階では、常に『入江フィンガーテスト』を途切れなく続け、『気持ちがいい』動きになっているかどうかを確認しながら行ってください。

③「呼・吸」というように、まず「呼気、吐く」がスタートで「吸気・吸う」は後です。あらかじめ『生体を包む気』『気のバリア』に押されて、「吐く」すなわち『あくび』の終了状態がスタンバイされており、スタートになります。

『バリアの呼吸法』に加えて『軟口蓋の呼吸法』を同時に行います。

①「吐く」で縮んだ状態から「吸う」に移るとき、鼻腔の奥を精一杯広げるようにします。コ

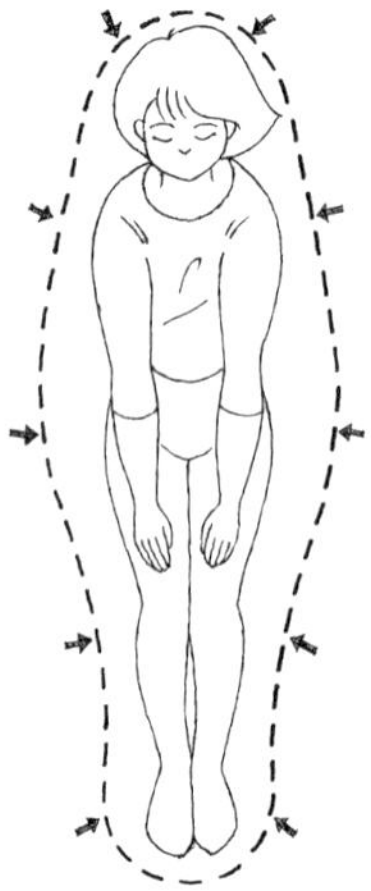

図 6-1　バリアの呼吸法：吐く

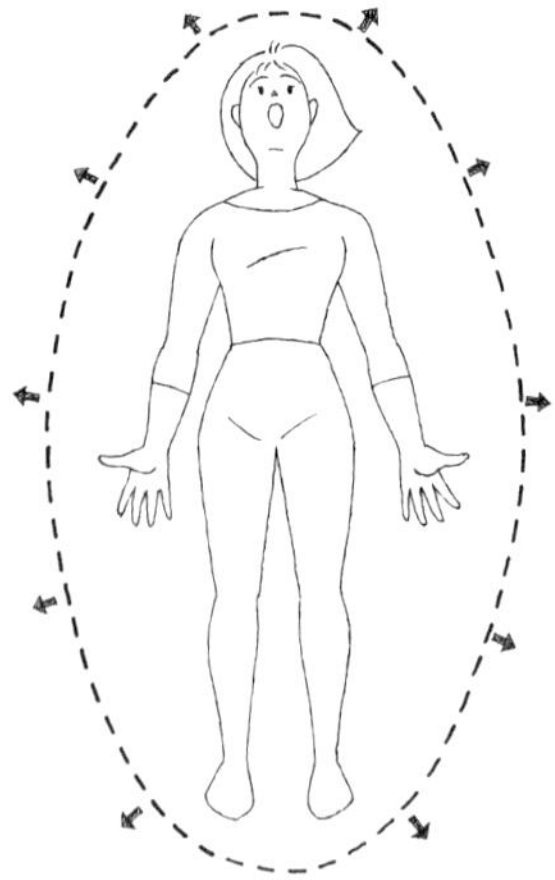

図 6-2　バリアの呼吸法：吸う

ツは舌全体を上口蓋にベターッと押し付けるようにすると鼻腔の奥が広げやすいです。ついで「吐く」に移ったときには、舌の先端だけを上の前歯と歯茎のつなぎ目に押し付けて、喉の奥を精一杯広げます。当然、「吸う」のときに広げた鼻腔の奥は圧縮されて狭くなります。「呼気」は舌の両脇と下を通って出て行くイメージです。自覚できるのはそれだけですが、起こっているのは、「吸う」ときは「軟口蓋」が下がり、「吐く」ときは軟口蓋が上がっているのです。『軟口蓋の呼吸法』なのです。上手くできているか『入江フィンガーテスト』で確認しながら練習しましょう。

〈付言〉①「軟口蓋」を意識して動かすのは難事ですが、この呼吸で軟口蓋が動くためには喉の周辺の小さな筋肉群の複雑な動きが参加しており、その成果として「嚥下運動」のトレーニングになるようです。老人のボクは、この呼吸法で、食事の時の誤嚥の傾向が消えました。『軟口蓋の呼吸法』と名付けた理由です。なお、誤嚥防止の本格的なトレーニングとしては、「ごっくんトレーニング」というのがお勧めです。インターネットで検索してください。動画も紹介されています。

②『軟口蓋の呼吸法』の「吐く」が上手くできると『あくび』が誘発されます。その際は舌先も下げて一杯の『あくび』をしましょう。大成功です。

③以上の呼吸法の膨縮を極限まで、ごくゆっくり行うと、呼吸関連筋の筋トレになります。さらには呼吸法のあとに、四肢にジンジンする感覚が生じます。正座した後の痺れが取れるときのジンジンと同じものです。このとき一酸化窒素（NO）が分泌され、血圧を下げたり毛細血管を若返ら

せたりする効果があり、この発見に一九九八年のノベール医学・生理学賞が授与されています。高血圧症の人は、呼吸法の前後で測定してみると確実に血圧が下がっています。このジンジンをさらに強烈に起させるのが『大きく・小さく』です。

❖『大きく・小さく』

ジンジンを強烈に起させるのは巷間人気を呼んでいる「加圧トレーニング」です。細胞の若返りの効果があり、郷ひろみさんの若さの秘訣らしいです。ただし、効果が強いだけに、動脈硬化のある高齢者や高血圧の薬を飲んでいる人には危険があり、指導者なしに行うのは勧められません。そこで、工夫したのが、『大きく・小さく』です。ただしこれも、体に負荷を懸けますので、『舌トントン』で危険を回避します。『舌トントン』ができない人はしないでください。

まず図6‐3のように寝ます。『幻の尻尾』も加えます。そして、①『気が主導』で全身を揺らします。二百個の骨が

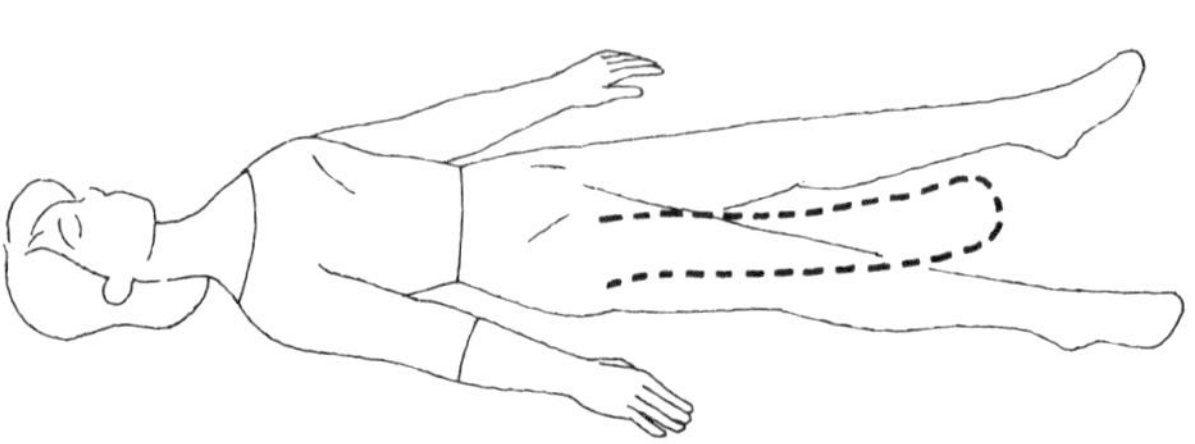

図6-3　大きく・小さく

すべてバラバラにグニャグニャとクラゲのように揺れるイメージです。『舌トントン』をしながら揺らし、『舌トントン』が止まったら終了です。心のなかで唱える呪文は「フワフワ・フワフワ」です。

②十本の指・『幻の尻尾』・頭頂を『気が主導』で引っ張られているイメージにして、すべての関節や骨同士の隙間が広がるイメージで息を吸います。身体全体が風船のように膨らむイメージです。これも『ラレル』の気分でします。『舌トントン』を続けます。呪文は「大きく・大きく」です。『舌トントン』が止まったら、力を緩めて身体全体をごく徐々に縮めに移ります。『舌トントン』が止まったらちょっと緩める、を繰り返し、一～二分でスタート時の体に戻します。

③『気が主導』で『生体を包む気』で締め付けられる『ラレル』の気分で、関節の隙間が狭くなり身体全体が縮むイメージを『舌トントン』しながら続けます。心のなかで唱える呪文は「小さく・小さく」です。

④①のクラゲの動きを仕上げに行います。①のときよりもうんと柔らかな身体になっていることがわかります。『舌トントン』が止まって、動きを終了すると四肢だけでなく身体全体にジンジンする感覚が生じることが分かります。それが治まるころに血圧を測定すると、収縮期・拡張期ともに低下しています。

〈付言〉①この体操は、呼吸法でもあり『靭帯・関節ストレッチ』でもあり『イメージ筋トレ』でもあり「気功法」の要素も『ラレル』も含んでいます。

②身体全体に生じるジンジンする感覚は、身体全体を感じるセンスを育てますから、『一動全不動』の練習に役立ちます。

③すべての筋肉を動員しますから、老人や虚弱者の筋トレとしては最適です。それだけに、『舌トントン』で危険防止を心がけてください。

❖「結んで・開いて」

『大きく・小さく』を手首から先と足首から先で行うものです。右手を例にして説明します。まず、手首から先をグニヤグニャに振ります。手首から先の骨がバラバラの感触です。次に四本の指で親指を握りこむ形の拳を作り、ギューッと握ります（図6-4）。この時、『舌トントン』をして、動かなくなる点からわずかに緩めて、保持します。『舌トントン』が止まったらまた少し緩める、のやり方は『大きく・小さく』と同じ要領です。その次には指をモミジのように精一杯拡げます。この時も『舌トントン』が動かなくなる時点からわずかに緩めて、保持、をくりかえします。仕上げはグニャグニャ振りです。左手も同じように行います。

手と同様のことを足でも行います。足首から先はグニャグニャ振りはできませんが、モゾモゾ動かしてできるだけ骨をバラバラにしたのち、手の拳を真似て、親指を抑え込むようにしながら

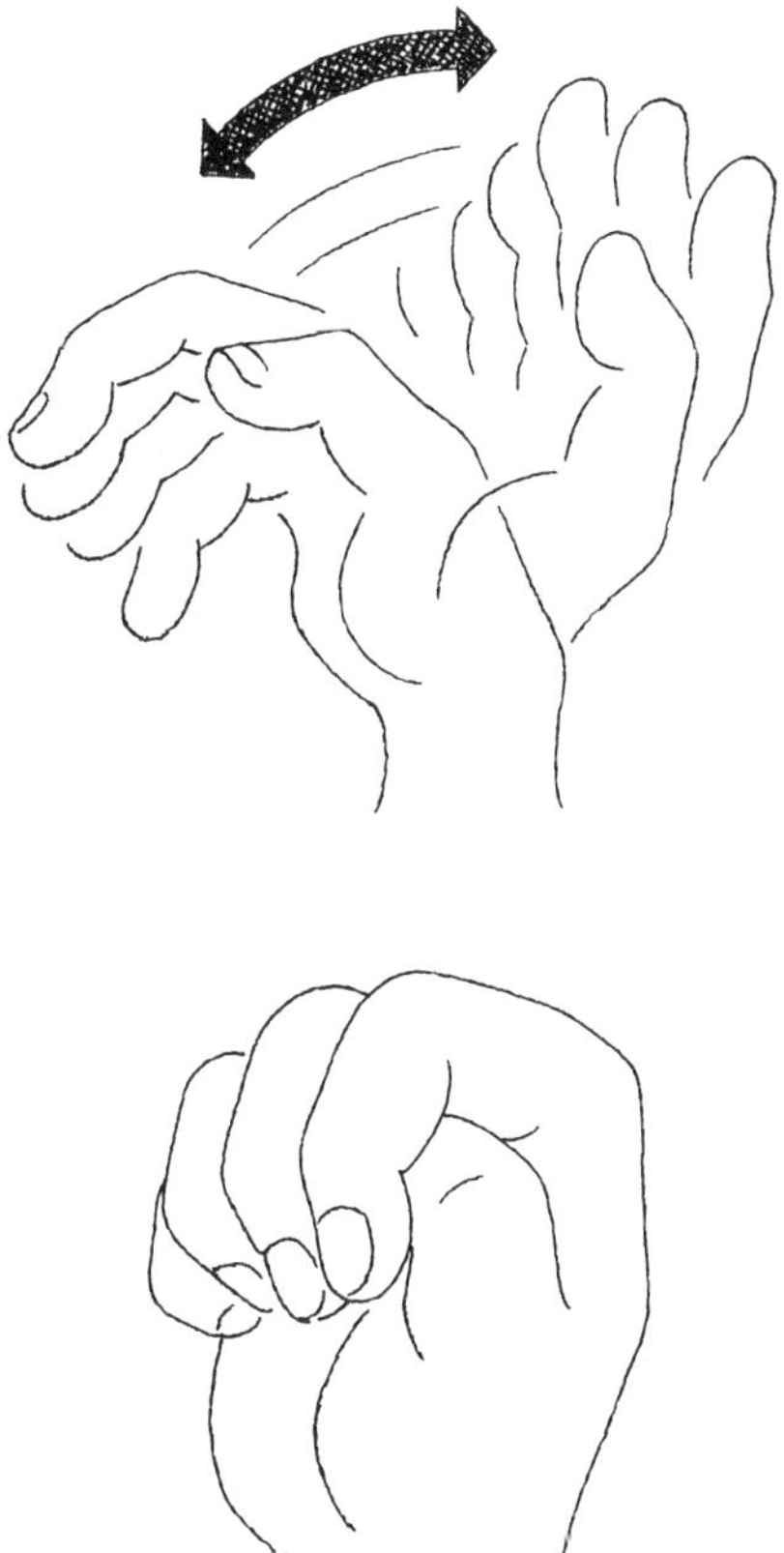

図6-4 結んで・開いて

足首から先を丸めます。この時も『舌トントン』の動かなくなる時点からわずかに緩めて、保持を行います。そのあとも手の場合と同じです。馴れてきたら両手・両足同時に『結んで・開いて』をします。

〈付言〉①手足にジンジンする感覚が生じるはずです。
②血流が良くなるので冬場はホカホカした体感が手足から起こって身体全体に広がります。

第七章 『動く』

ヒトは動物であり、動物の動きの器官は筋肉であり、筋肉の機能は「緩む・縮む」の単純な動きです。その単純な動きと自在な関節面との組み合わせで、複雑・精妙な動きが生み出されています。神経系が組み合わせの動きを主導して寄与しています。以上を踏まえて、動くについて考えてみます。

❖『イメージ筋トレ』

現代人の生活習慣が不活発なものになったせいで、筋肉の衰えによるさまざまな心身の故障が注目されるようになり、健康法としての筋トレが盛んになり、スポーツジムや筋トレの器具が流行っています。老人としてのボクは「ながらの筋トレ」『イメージ筋トレ』を工夫しました。ジムに行かず器具を買わず、いつでもどこでも行える筋トレです。使うのは「器具のイメージ」です。たとえばゴムチューブを引っ張っているイメージで腕を懸命に曲げたり、ようやく持ち上げられる重さのバーベルを懸命に引き上げているつもりで動作を真似るのです。イメージですから現実には存在しない不思議な器具のイメージを考案して動きを行えます。TVを見「ながら」でも会議中でも電車の中でもトレーニングが可能です。

三種のイメージが可能です。①一つはすでに述べた、自力で「引っ張る」「押す」イメージです。②いま一つは二方向から「押される」「引っ張られる」イメージです。より強い方の力に押されて骨格が徐々に動くのです。「引っ張る」「押す」イメージでは表層の大きな筋肉に負荷が掛りその筋トレになり、外側の力で「押される」「引っ張られる」イメージでは骨の周辺の深部筋に負荷が掛るようです。『ラレル』をごらんください。二種を行うようにお勧めします。③三番目はボクが最も愛用している方法です。「粘土の筋トレ」と名付けました。粘度の高い液体のイメージを使います。まず、ドロドロの粘土のなかに全身が浸っているイメージでその中で懸命にもがいているイメージでゆっくりとクネクネ動きます。あらゆる動きをして、全身の筋肉がことごとく参加するイメージで動きます。数十秒後に今度は逆に、全身の内部が粘土で占められているイメージを造り、それを捏ねる感覚であらゆる動きをします。交互に行い疲れたら終了し、水族館で見たクラゲの動きを真似てユラユラ動いてほぐします。この③の筋トレの欠点は、奇妙な動きなので人目のないところでしかできない点です。

〈付言〉①筋トレは収縮動作なので身体を固くしますから、一つの動作のたびに、『靭帯・関節ストレッチ』をしてほぐしを行ってください。
②どのイメージ筋トレも「怒責」にならないように、息を詰めず自然呼吸を保ってください。
③『イメージ筋トレ』の最大の長所は安全だという点です。それには、常に『舌トントン』を行って『気持ちが悪い』状態をさけるのがおすすめです。

❖『一動全不不動』

第五章での養生法で、骨格を構成する骨と靭帯とを滑らかに動かせるようになった体は、「動き」のトレーニングの準備が整っています。『しなやかな骨格』の完成です。しなやかとはグニャグニャではありません。関連する骨の群が、互いに役割を分担しながら滑らかな動きを構成するのです。進化の過程で脊椎動物が発生したのはそのためです。蛇の動きはしなやかです。『しなやかな骨格』が完成すると、さらなる段階である『一動全不不動』の準備ができています。『靭帯・関節ストレッチ』で部分⇕全体の連携ができるようになった人は、『システムとしての骨格』の、命門を総中枢とするシステム全体で動くことができます。これができると、『一動全不不動』の一応の完成です。さらに、「熟練」へ進んでください。

常に二百個の骨がすべて、あらゆる動きに参加すると、しなやかさの完成です。そのようになった身体は、すべての動作の負荷をすべての関節と筋肉が分担しますから、故障の少ない身体になります。昔、四百勝投手の金田正一選手は、マウンド上で盛んに身体を震わす動作をしていました。イチロー選手は比較的スリムな身体でレーザービームという驚異の送球をします。筋トレよりも柔軟体操を熱心にしています。お二人とも四肢のサポーター姿を見ませんでした。多くのアスリートがサポーターを着用するようになって、ほどなく関節の手術を受けたり関節の故障で選手生命を縮めます。恐らくイチロー選手は、レーザービームの飛距離が短くなり、打球の速度が遅くなって選手生活を終えるのでしょう。心身が調和した状態を維持したまま老いてゆく過程です。健康な人生です。太極拳の要諦『一動全不動』、一つの骨が動くときすべての骨の中に動かないものが無いように、はそれを指しています。いつも全身の骨が「動き」という共同作業に参画していることが生命体としての理想です。原始生命体であるアメーバーの動きをイメージしてください。これは、組織内の協力・調和の理想形として敷衍できるメタファーでもあります。

〈付言〉『一動全不動』を行っているのは阿波踊りです。男踊りは全くそうですが、自由奔放過ぎて観察が困難です。女踊りを観察してください。とても養生に良いと思います。似たものに奄美の「六調」があります。ともに音楽や人との交流が同時進行しています。「認知症」の治療に、歩きながら暗算をさせるのが有効だと分かってきましたが、阿波踊りの方が、有効かつ楽しいのではないかと思います。加えて、頭部の周辺で両手をクネクネするのは脳の邪気を払う気功法の効果があります。「踊る宗教」も同じ動きです。『マリオネット・ジョギング』をごらんください。

〈熟練〉『一動全不動』ができるようになって初めて、『気が主導』の真髄に進むことができます。ぜひそこまで修練してください。「未知の境地」が得られます。

❖『8の字』回し

ボクシング世界チャンピオンのストレート・パンチのスローモーション映像を見たことがありました。それが直線ではなく『８の字』を描く往復運動であることに感銘を受けました。『舌トントン』をしながら、「直線」の往復パンチを出してみると、基点と終点で『舌トントン』が止まります。次に『８の字』のパンチにすると『舌トントン』が止まりません。以来、『８の字』に凝ってきました。往復運動に出会ったらなんとか『８の字』回しにするように工夫してきました。これはあらゆる動きの基本であり、「８の字氾濫」と呼んでいいと思っています。どのような運動も『８の字』になるように心がけてください。

〈付言〉①原始人が目にする直線は、雲間からの光や水平線や滝や絶壁など限られた印象深い・興奮を誘う光景であったでしょう。現代社会は脳にとって、直線刺激の氾濫、絶え間ない興奮刺激で溢れています。だから、直線の少ない原生林の風景が脳を癒やすのでしょう。アントン・ガウディが建物に曲線を主調として用いた理由かもしれません。

②いろいろと試しているうち、『8の字』は円運動の一種であること、さらに、『8の字』回しを滑らかに回せる方向が体にとって『気持ちがいい』すなわち正しい治療効果のある方向であること、実際に回さなくても回すイメージだけでも効果があること、などが分かってきました。究極には、人と人の関わりや対話の関係も、両者の間に『8の字』の気の行き交いをイメージすることで滑らかになります。いろいろと応用してみてください。なお、心のなかで「イッテ・カエッテ」を呪文として呟くのが役立ちます。

③『8の字』についてさらに面白い気づきがありました。それは、『8の字』の回転方向です。何気なく選んだ回転方向が常に正しいのです。試みに、何気なく選んだ回転方向の逆の流れをしてみてください。とてもぎこちなくなるはずです。『舌トントン』や『入江フィンガーテスト』が止まります。そのことから、何気なく回転方向を選んでいるとき、わたくしたちは、『センサーとしてのからだ』で判定し選択してそれに従っているのだと分かります。主体的だと意識している日常行為も、無意識の定めに従っている場合が有益性が高いのでしょう。受動性・『ラレル』です。

〈熟練〉『8の字』の実体は「メビウスの輪」なのかもしれません。「メビウスの輪」にはとても広く・深い意味があります。インターネットで検索してください。そして気にいったら、この本の『8の字』をすべて「メビウスの輪」とイメージして行ってみましょう。何だか一段と深い効果があるような気がします。

❖『8の字氾濫』

「いのち」は心身不二なのですが、「心」と意識されている分野はなかなか意のままにならないので、「身」と意識されている分野を緊張させたりリラックスさせたりして「いのち」全体に影響を与える手技がさまざまに工夫されています。ボクは『8の字』を回すことで「いのち」のリラックスに役立つことに気付き、次の手技を考案しました。①図7-1のように直立して身体をたくさんの『8の字』が輪切りにしているイメージを作ってください。身体を『8の字』に揺らすことでイメージの8の字をすべて同じ方向に回します。それができたら、すべての『8の字』を斜めや縦に向きかえて同じように回します。②次の修練段階では、イメージの『8の字』が回転することで、それに導かれて身体が『8の字』に回る気分にしてください。『気が主導』を参照してください。さらには、大小さまざまな『8の字』が参加して、心身や周辺を埋め尽くし心身

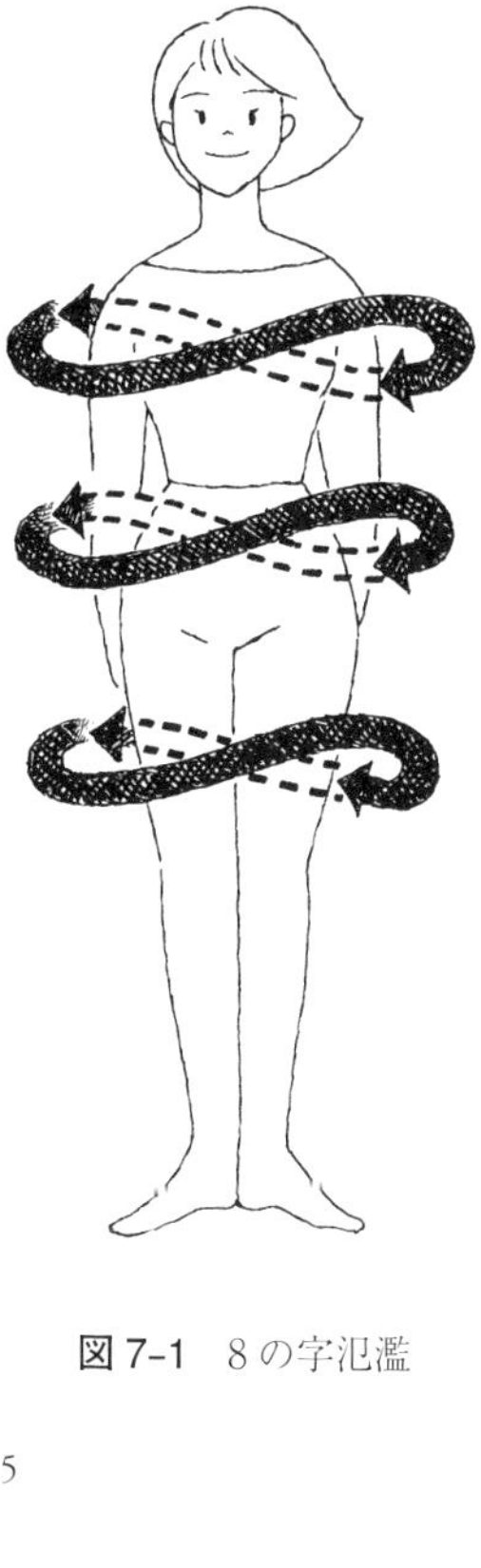

図7-1　8の字氾濫

はそのただなかで揺らいでいるイメージにしてみましょう。『8の字氾濫』です。これで、『ラレル』の動きになり、一段とリラックスします。『あくび』がでるなら大成功です。③熟練すると、寝転んでも椅子に掛けてもできますので、手軽で効果抜群のリラックス法となり、日常生活に組み込めます。

〈付言〉第十章の『円盤の気功』も参照してください。

❖『8の字センサー』の実技

これは本来、第二章『感じる』のところに入る技法ですが、理解の便利のためにここでお話しします。理解できた後、第二章に移って用いてください。

対象と自分との間に『8の字』を回して『センサーとしてのからだ』で判定すると、センサーとしてのすべての技法が不要になります。「完成」の気分があります。図7-2をごらんください。判定したい対象へ向けて、矢印のように気を送ります。気が返って来たときにこちらの『センサーとしてのからだ』が互いの相性を判定します。練習の段階では、指先で『8の字』を描くことでイメージを誘導しますが、ほどなく指の動きなしでできるようになります。馴れてくると、送り出す段階で気を届けたくない気分になってしまうことさえあります。この手技は万能ですが、いろいろな場面についてお話してみましょう。

①書店の棚にたくさんの本が並んでいます。背表紙の書名はどれも魅力的です。手を伸ばしたい気分になります。手の代わりに『8の字』を伸ばすと自分との相性が判定されます。念のため本を手に取り、本の上端の切断部分に指を当てて『舌トントン』や『入江フィンガーテスト』をすると容易に判定できます。この判定は極めて正確です。「積ン読」の防止と倹約の効果は絶大です。

これを手始めに、あらゆる物品の購入に際し、自分との相性を判定できます。その場合、包装や入れ物やラベルに反応することがあります。ここからが熟練のしどころです。『8の字センサー』の先端を内部にまで到達させて感知するイメージ練習を繰り返して、熟練しましょう。「万能のセンサー」習熟への道です。

②食品・薬・化粧品・衣類・装身具・壁紙・床材その他諸々の自分の身体の自分との相性を判定しましょう。さらに発展して、人物との相性を判定できるようになってくだ

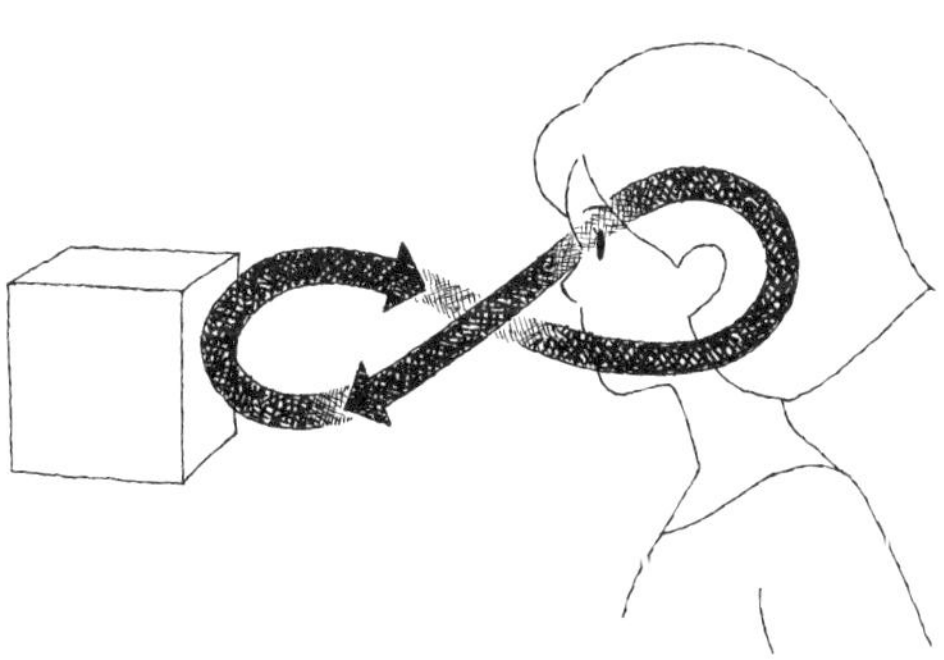

図7-2 8の字センサー

さい。訪問や電話での勧誘・投資話などうまい話は『8の字センサー』で相手の「邪気」を判定することで選別できます。医師や援助者が本質として優れた人であっても、今現在の自分とだけ相性が良くないことはしばしばあります。避けるのが良策です。人物との相性は写真でもできます。この本のいろいろな手技や助言を対象に、『8の字』を回して相性を診るのもお勧めです。今現在の貴方に相性の良くない方法を練習するのは「反養生」です。

③熟練すると、特定の誰かと何かとの相性を判定してあげることができます（図7-3）。双方をイメージしてその間に『8の字』を回せば良いのです。相性が悪いなら、『8の字』が動きません。

④熟練すると「定量判断」に使えます。薬や食品を対象に『8の字』を回すと、『気持ちがいい』回った回数が相性の一日量です。薬ではそうですし。食品ではたとえば卵を対象に行うと、今日は何個が適量かが分かります。盃に

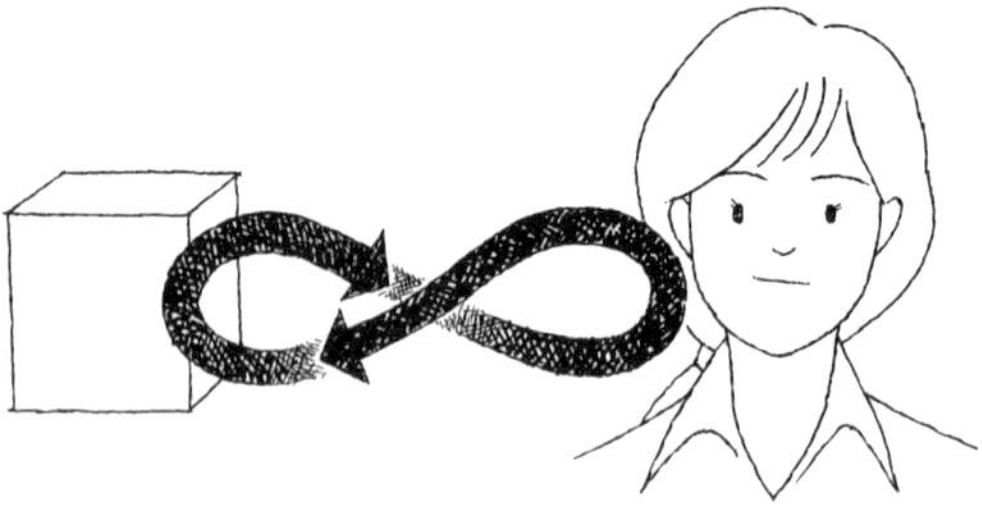

図 7-3　8の字センサーで相性を判定する

酒を注ぎながら『８の字』を回すと、身体がその酒を好きかどうかだけでなく、これから飲む量の目安になります。

〈付言〉『８の字センサー』を使っての判定は予測の一種ですから、熟練度にもよりますが、まあ恐らく九割ぐらいの的中率でしょう。ことに薬の場合は、自分の人体で実験するのがより的確でしょう。しかし、それとて百パーセントではありません。

❖『振顫無尽』

これは、数年前からときおり不定期に話に来る、本田浩樹氏のオリジナルです。彼はマネキン人形になったイメージで不動の姿勢を保っているとほどなく、「全身貧乏ゆすり」が生じ、それを身体のあちこちに移動させることができると気がつき、野口晴哉師の創案になる健康法「活元運動」に通じる自動運動であろうと考察しました。ボクは十年ほど前、気功教室に通っていた頃、『活元運動』を習ったことがあり、現代医学には治療法の無い難病「脊髄小脳変性症」を「活元運動」で克服している若い女性に会ったこともあり、ずーっと気になっていました。インターネットで「整体協会」「野口整体」『活元運動』などを検索すると詳しい情報が得られますし、『活元運動』の動画を見ることもできます。

ボクが大雑把に理解しているところをお話しますと、野口晴哉師は「ヒトの動きは意識で行われると思われがちだが、単純な動き一つをとっても、それが思い通りに行われるには、膨大な無意識の協力があって可能になるのであり、その機能すなわち「錐体外路系こそは動きの鍵である」と気づき、その活性化のための方法として『活元運動』を作ったのです。ボクはその考えに心服していますが、活元運動の動画をみているとどうも無意識の動きではなく意識的な動きが多い味わいがあり、実行するのに躊躇したままになっていました。本田氏の原案に魅了

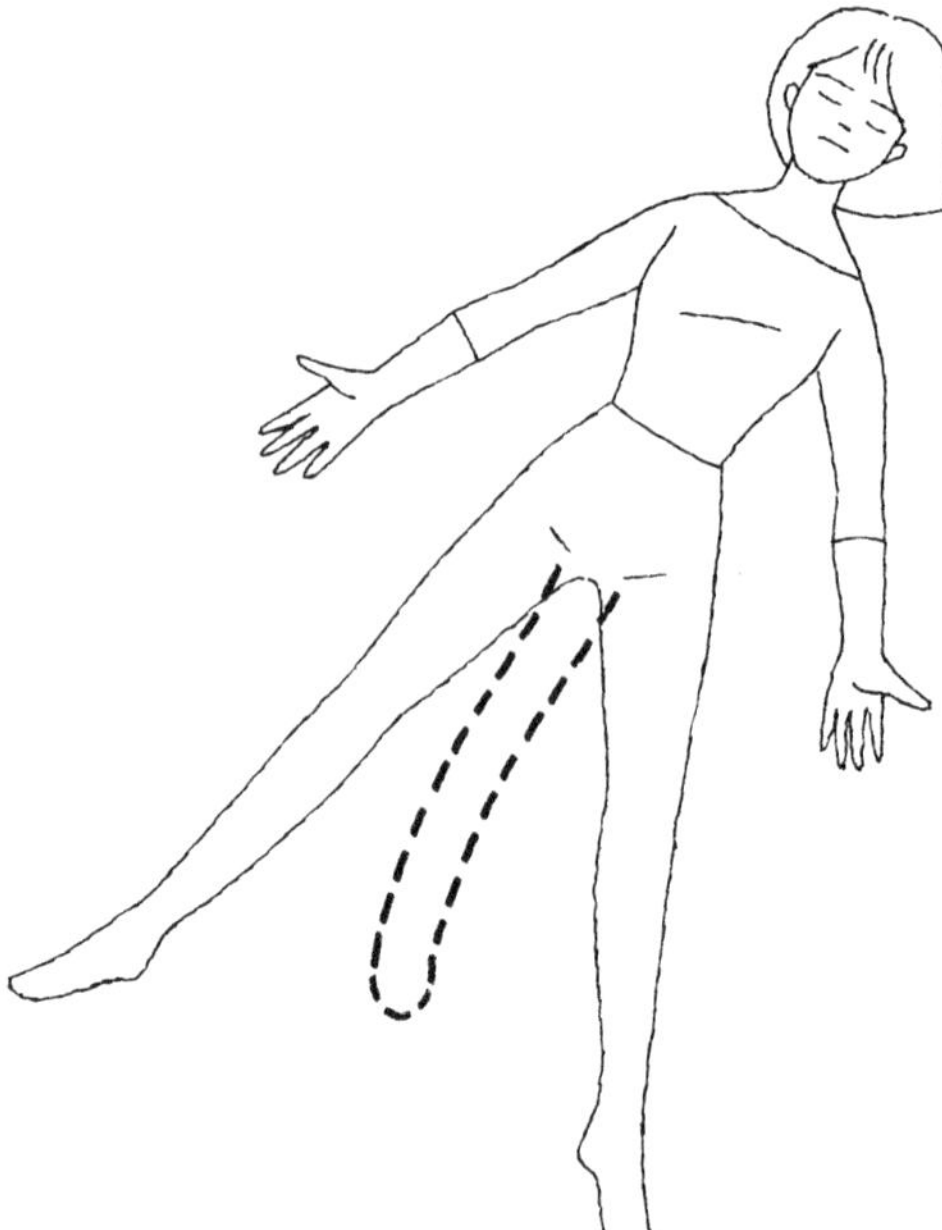

図7-4　振顫無尽

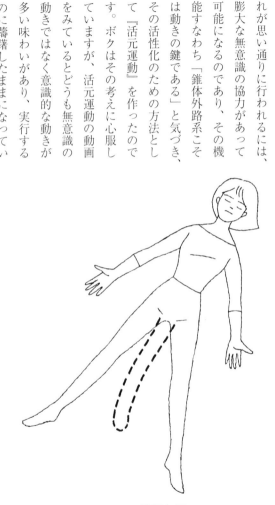

され、ボクと二人で工夫して作り上げた方法が『振顫無尽』です。

仰向けになり、全身の力を隅々まで抜きます。上下の歯を着くか着かないかぐらいにすると、「カチカチ」と振動します。図7‐4のように四肢を伸ばし、手背と足背を体を囲む「気のバリア」に添わせます。その状態で心の中で呪文を唱えます「ミンナ・ミンナ・イキテイル、ミンナ・ミンナ・タスケアイ」すべての細胞、ことに脳細胞に呼びかける気分です。突然全身がピクッと動きます、一瞬の動きですが次第に拡がって行きます。これを好きなだけ続けます。全身がピクピク動くようになったら、呪文を「ラレル」に変えます。ピクピクは次第に体の中心部にまで波及します。すべての筋肉が振顫するようになると体が熱くなります。筋トレの効果です。

毎朝布団の中で『振顫無尽』をすると、前と後で血圧の収縮期・拡張期ともに下がります。それよりも、ボクの老人特有の「飲み物でむせる」が減ったので気に入っています。誤嚥性肺炎は老人の死因の最大原因ですし、嚥下動作こそは野口晴哉師の言う「膨大な無意識の協力動作」の典型であると思います。

〈付言〉①『活元運動』は野口晴哉師が目指した「いのちの解放・自立」の方法であることを心に留めて行うと『気持ちがいい』ようです。「意識・我」からの解放です。究極の「心身療法」と呼んでも良いかもしれません。

②老人の振顫も含め、あらゆる振顫・ピクピクは「いのち」の自然治癒活動の表れであるかもし

れないと思っています。パーキンソン病の振顫も、自然治癒活動を含むかも知れないと思ったりします。

③嚥下運動については『バリアの呼吸法』『イメージ筋トレ』も参照してください。

❖『歩く』

健康の目的で歩く人が多くなっています。一日一万歩を日課にしている人もあります。歩き方のテキストをみると、いつもよりも大股で前脚を挙げて膝を伸ばし踵から着地する歩き方が推奨されています。ボクのこの本では異なる歩き方を提案しますので、両方を試してみて、その時々の自分の身体にとって『気持ちがいい』方を選んでください。『センサー』としてのからだ』がまだできていない人は『舌トントン』や『入江

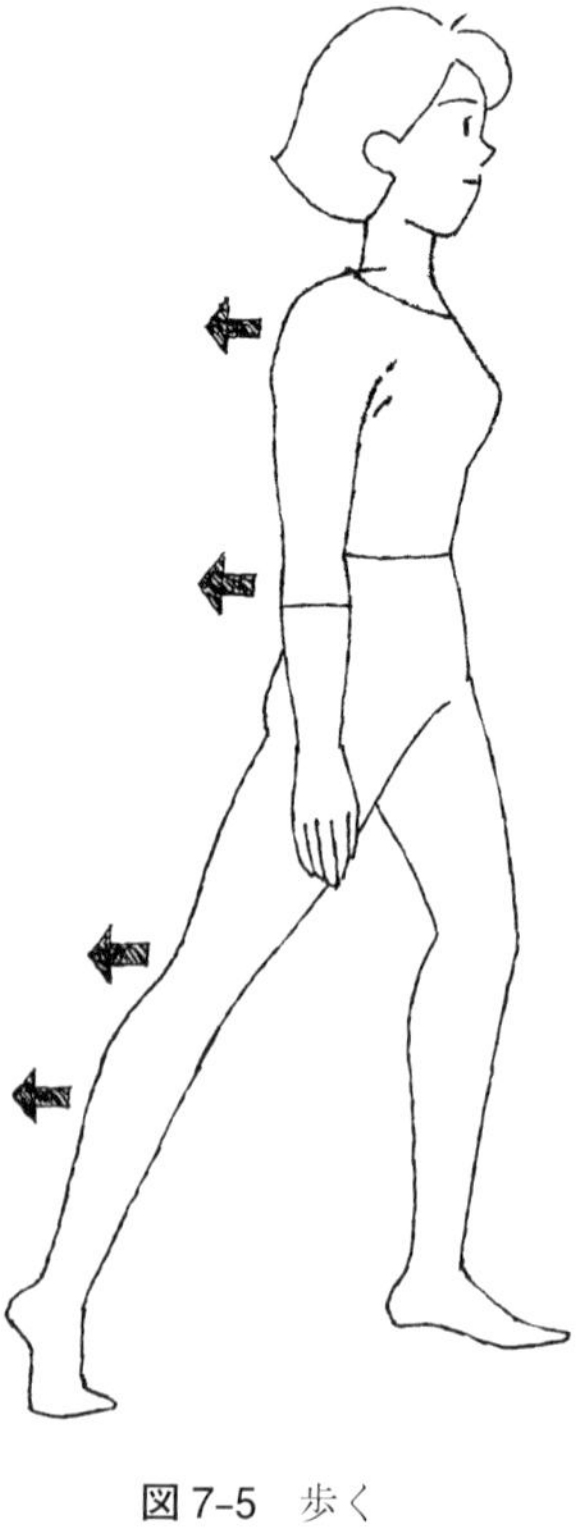

図 7–5　歩く

フィンガーテスト』で試してみると歩行動作のどの瞬間に体が無理をさせられて『気持ちが悪い』かが分かります。そこで、次の歩行を試してください。

①まず、『気が主導』で身体を包む『生体を包む気』で動くのであり、それも身体の「陽」の部分、すなわち背中側の『生体を包む気』で動きを主導し、「背中から押されている」気分で身体を前方へ進めます。身体それ自体には意識を向けて観察するだけにします。『ラレル』です。

②それができるようになったら、動きの開始です。図７‐５をごらんください。右で蹴り出し左を踏み出す場合として図示しています。まず、すべての骨が前方へ回転します。『しなやかな骨格』ができている人は、すべての骨が回転します。

③この歩き方では、後方へ蹴りだすことで歩幅を稼ぐのが従来の歩き方との大きな違いです。気分としては、体の真下に左足を着地する歩きになります。

④足裏への重量のかかり方が大切です。図７‐６をごらんください。重量のかかり方の移り行く図です。踏み出す前脚（左）は足首の力を抜いていますから小指の先から着地します。『幻の尻尾』で脊柱が回転し、仙腸関節から先が脊柱の前面へ回転してい

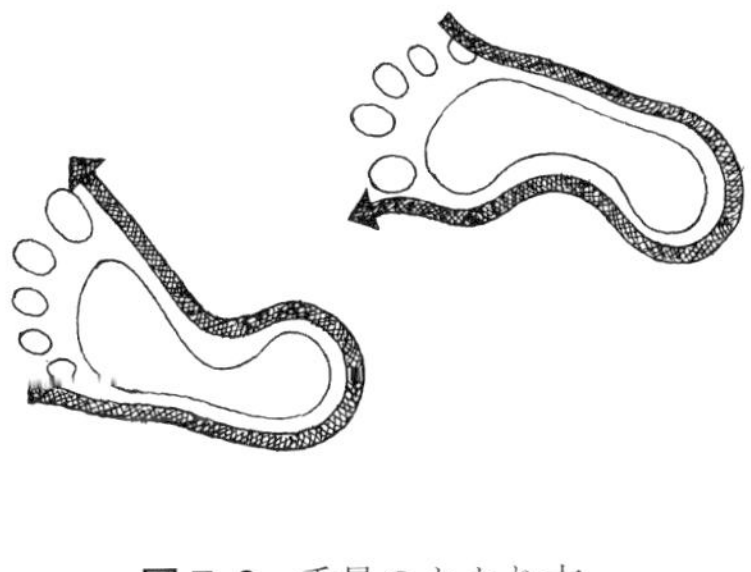

図 7‒6　重量のかかり方

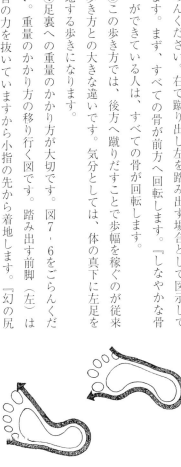

ますから当然、やや内寄りの前方に着地します。ここから足裏の重量移動がスタートします。この動きは小指側がクッションの作用をしますから、靴底が薄くても膝への衝撃が柔らかくなるので、マラソンランナーの「疲労骨折」の予防になるかもしれません。テレビ中継で観察すると優れたマラソンランナーたとえば高橋尚子さんはそのように着地しています。続いて体重はお椀状の足裏の内側の縁を移動し図の位置で後ろへ蹴り出します。その際、『進化の体操』のお猿さんの動きが加わり、足指で地面を摑む動きが伴います。同時に同じ側の手の指も摑む動きになります。それらの動き全体が自然で『気持ちがいい』ことは『舌トントン』で確かめられます。

〈熟練〉①前脚は内股になり、小指側から着地しますが、小指が接地する直前に足首だけが回転すると、時代劇の侍が見せる「華麗な裾捌き」になります。女性では内股のままです。
②動きを主導するのは「気」です。『気が主導』をもう一度読んでください。
③さらに『進化の体操』を読んでください。『進化の体操』で身につけた動きは、すべての動きの基本です。たとえば、踏み出す前脚は当然、膝が曲がりますが、それに協調して肘が下がります。微かなワニの動きであり、お魚の動きです。この動きでは脊柱の捻じれが最少になります。
④この歩行は、古来『ナンバ歩き』と呼ばれているものです。『ナンバ歩き』とは、町人が担いでいる天秤棒の先が左右に揺れず、侍の腰の刀の鞘尻が左右に揺れない歩き方であり、江戸時代までの日本人の標準的な歩き方だったのです。『ナンバ歩き』とは手足を同じ方向に振る動きではなく、左右の寛骨（骨盤の両極）と左右の肩甲骨を同じ方向に同調して回転することで、脊柱の捻りを少

なくする動きです。そのためには仙腸関節と肩関節の緩みが必要です。『ストレッチ・ポール』の上で練習してください。『ナンバ歩き』ができているかどうかは、天秤棒の代用に長い棒を担いで歩き、両端が揺れていないなら合格です。すべての動きが身についていたら、それらへの意識を捨てて『気が主導』と骨格の統括中枢を意識しましょう。ただし、ときおり基本のトレーニングに戻って、動きの整い具合をチェックしましょう。

以上の歩きの様子はブルース・リーやジェット・リーの動作に似ています。体重の架かっている側の、すなわち蹴り出す側の足裏のお椀の縁全体が地球を摑んでいるので、前後左右どちらへも動きを発動できるのです。

⑤健康のために「後ろ向きに歩く」もしてみましょう。この場合、すべての骨が後方へ転がる体感になります。

〈付言〉①歩く際に『幻の尻尾』を意識すると、脊柱の整体になります。それだけでなく、「柔らかな真っ直ぐ」の立ち方のセンスが身につきます。背中側の『生体を包む気』で押される気分で歩く習慣がつくと、『前向きに』という性悪な掛け声に侵されて、心も身体も前のめりになり中心軸が前方に移っている姿勢が修正されます。『対人緊張』『チーターの体操』をごらんください。②背中で主導する歩きのセンスは、『進化の体操』の上達に役立ちます。うつ伏せの姿勢で動くすべての動きは、背中側の『気が主導』するとき『気持ちがいい』からです。

③歩きに際しては『進化の体操』のすべての動きが要素として参加していることが理想ですが、初心者のうちは、「ワニの動き」だけは必ず入るようにするのが上達へのコツです。

肥満体の人に多い「がに股歩き」とここで書いている歩き方とは似て非なるものです。棒を担いで歩くと一目瞭然です。

④「後ろ向きに歩く」は通常にない動きなので、身体のリクリエーションとして有効な健康法です。『マリオネット・ジョギング』をごらんください。ただし、屋外で行うのは大変危険ですから、必ず屋内でしてください。すべての骨格が逆回転する他は、前歩きと同じ要領で行えます。

⑤椅子にかけているとき『生体を包む気』の背中側にかすかにもたれ掛かる気分にすると、体の前面がリラックスして表情がおだやかになり、気持ちもやさしくなります。

❖ その場ジョギング

健康法としてのジョギングが盛んです。とはいえ少数派です。「ウォーキング」の人が多いです。そのどちらも、雨の日は大変だし、疲れてもそこから家まで帰りつかねばならない、考え事をしていると事故の危険がある、などで万人向けでありません。何よりも「ちょっとしてみる」わけにゆかず、自分に合った健康法であるかどうかも分かりません。そこで、着替えも靴もいらず、屋内でできる「その場ジョギング」を考えました。やり方は『歩く』の『ナンバ歩き』のやり方でジョギングをするのです。『舌トントン』や『入江フィンガーテスト』をして、スルスルしなければその瞬間に何か姿勢が良くないか、身体の状態が良くないのですから、どうしても改善しないなら中止です。運動としての強弱は二種あり、リズムを早めるか、前脚を高く挙げるかですが、その日の好みで選びます。『舌トントン』や『入江フィンガーテスト』で『気持ちが悪い』と出たらやめましょう。全体の動きを体の内部すなわち「陰」を意識しましょう。運動しているあいだじゅう、折に触れて『舌トントン』か『入江フィンガーテスト』を続けて、止めるタイミングを決めます。テレビを観ながらしてもいいし、歌いながらもいいし、『ラレル』も意識『雑念散歩』も安全です。ボクは原稿の文章をあれこれ考えながらしています。

その場ジョギングは往復ですから、床に『8の字』をイメージして往復します。自分に『気持ちがいい』『8の字』を描いてください。だんだん回る円を小さくして「池の錦鯉」のように、その場で方向転換する練習をするとさらに有効です。

〈熟練〉慣れてきたら、糸操りの人形になった気分で、頭蓋骨から下を前後左右に振ってみるのも良い運動です。その際、頭蓋骨の位置をできるだけ動かさず頭蓋骨内部の蝶形骨が命門と協調して二百個全部の骨を動かすイメージにします。この運動の際も『舌トントン』や『入江フィンガーテスト』を続けて、無理な運動、『気持ちが悪い』運動にならないようにしましょう。たとえると、蝶形骨から糸あやつり人形が吊り下がっているイメージです。ぼくはこれを『マリオネット・ジョギング』と名づけ愛用しています。『マリオネット・ジョギング』は畳半畳の広さでできますから、「前後・左右・斜め」と八方への動きをしても安全です。さらに『進化の体操』の動きを加えることもできますし、テレビの前でも、『雑念散歩』でもなんでも組み合わせることができますから認知症予防の効果も期

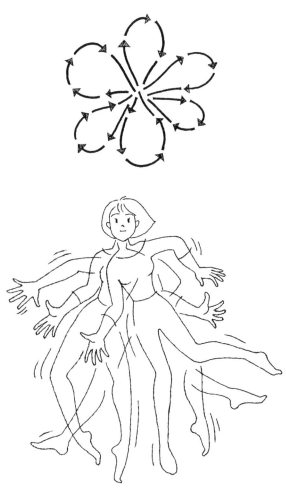

図 7-7　マリオネット・ジョギング

待できそうです。思うに、宮本武蔵は前後左右をおなじ感じで移動していたでしょう。バレエ・ダンサーも同じでしょう。

〈付言〉①ジョギングの動きと『歩く』の動きは、基本的には同一ですから、まず『歩く』を練習して、ジョギングに応用するのが良いでしょう。

②頭蓋骨の位置をやや低めに保ち、それを空中に固定した状態で『マリオネット・ジョギング』を強烈に行うと、下半身の全筋肉と脊柱周辺筋の筋トレになります。テレビ野球解説で「走り込みが足りないからスタミナが持たない」とか怪我をしやすいとか言われるのは、下半身の筋肉群の筋力と協調性の未熟を指摘しているのでしょうし、大相撲で四股の踏み方が足りないと指摘されるのも同じ視点でしょう。『マリオネット・ジョギング』による筋トレは、日常生活での動作のパフォーマンスを向上させます。ちなみに、この動きの極致は阿波踊りの男踊りです。骨格の統括中枢を意識して行うと無理がありません。『システムとしての骨格』を読んでください。『入江フィンガーテスト』をしながら動くと、体に無理を強いる動きになった瞬間に『気持ちが悪い』の反応が出ます。

③『マリオネット・ジョギング』では、図7-7のように菊の花弁様に『8の字』を描くようにするとあらゆる方向への動きになります。顔だけは常に正面を向いて行います。

❖水 泳

水泳の中でも、とくにクロールがお勧めです。体を真っ直ぐに伸ばして、背骨を左右に捩る運動だからです。背骨を正す「整体治療」の効果を目的にクロールで泳ぐときには、頑張るのではなくて、できるだけ全身をリラックスさせて、ゆったりと泳ぐようにしてください。呼吸するときも、首を左に上げたり右側に上げたりして左右対称を心がけてください。

①水泳をする人は、ときには、潜って「ヒトは昔、お魚だったんだよ」とお魚になったつもりで、背骨グニャグニャで泳いでみましょう。またついでに、「わたしは、昔、お母さんのお腹の中で、こんなふうに浮いていたんだよなぁ」と、水中で胎児の姿勢をとってみましょう。しばしの間、日常生活のストレスを忘れます。これも『気持ちがいい』なら続けてください。これは、瞑想法の一種です。またおそらく、潜ることは深呼吸をすることになるので、そのことの脳への効果もあるのでしょう。

②水中では『ちょっと死んでみる』がとても効果があります。ゴーグルを着け息を吐ききって水に入ると、自然に体がプールの底に沈みます。そこから水面を見上げて、自分は浮世から離れてあの世に来ているのだと思ってみるのです。日常生活のもろもろから心身が抜け出している気分になれます。欠点は十秒ぐらいしかできないことです。頑張ったのでは養生法になりません。

③泳げなくて水泳が無理な人は、背骨の歪みをとる目的だけなら、銭湯や温泉などの広い浴場を利用する方法があります。お湯に顎まで浸かって、後頭部を湯船の縁に乗せて、体全体をゆったり伸ばしてフニャフニャにします。次に、自分の体の歪んでいる部分を両手で、前後・左右に揺らすのです。そうすると、何かの拍子に歪みがとれます。その瞬間に「コクッ」と音がするこ

ともあります。また、背骨とは全然関係のなさそうな、手首とか足首が「コクッ」と鳴ることもあります。身体は歪んだなりに『折り合いをつけて生きる』でバランスをとりますので、「調和した歪み群」ができています。歪みがとれるときに、あちこちの歪みが同時にとれるのです。新しい『折り合いをつけて生きる』です。

〈付言〉『進化の体操』を水中ですると最高です。生命は水の中で誕生して進化してきたのですから。さらには『進化の体操』のすべての動きは水泳のどこかに含まれています。言いかえると日常に水泳をしている人は『進化の体操』は不要ということになりますし、スポーツジムで最後に水泳をするとき、それまでの種々のトレーニングの総括をしていると意識することが役に立ちます。逆にいろいろな事情で水泳もスポーツもできない人でも、寝床のなかで水泳の真似ごとをする「畳の上の水練」が心身健康法となるのです。朝夕短時間行うと実感できましょう。加えて、布団に包まって行うと『冷え症』の改善作用があります。『イメージ筋トレ』『大きく・小さく』も加えましょう。

❖『進化の体操』

人の胎児が受精の後あたかも進化の過程をなぞるように発育していくことはよく知られています。そして、発達障害とはその発育の進み方のあちこちで小さな疵があり、最終的に発達したヒト脳でなんとかカバーしようと四苦八苦している状態であると仮設して栗本啓司さんはいろいろな体操を工夫して効果を挙げておられます（「人間脳の根っこを育てる」栗本啓司著　花

風社　二〇一六)。その仮設をヒントに、ボクは「進化の体操」なるものを考案しました。次のようなものです。①「芋虫だよ」(図7-8)うつ伏せになって、手足を体につけ、幻の尻尾をイメージして、芋虫や蚕や尺取虫のように動きます。初めは難しいですが、慣れるにしたがって全身の骨がバラバラに動けるようになります。つまり脳と全身がつながったのです。②「お魚だよ」(図7-9)ひれと尾びれを動かしながらお魚が泳いでいる動きをします。水槽のお魚を真似て、幻の尻尾を活用して身を捩ったりしましょう。上半身を左右に捻じって、お魚に似せましょう。③「陸に上がるよ」(図7-10)イモリやサンショウウオの動きです。ワニの動きをイメージして、幻

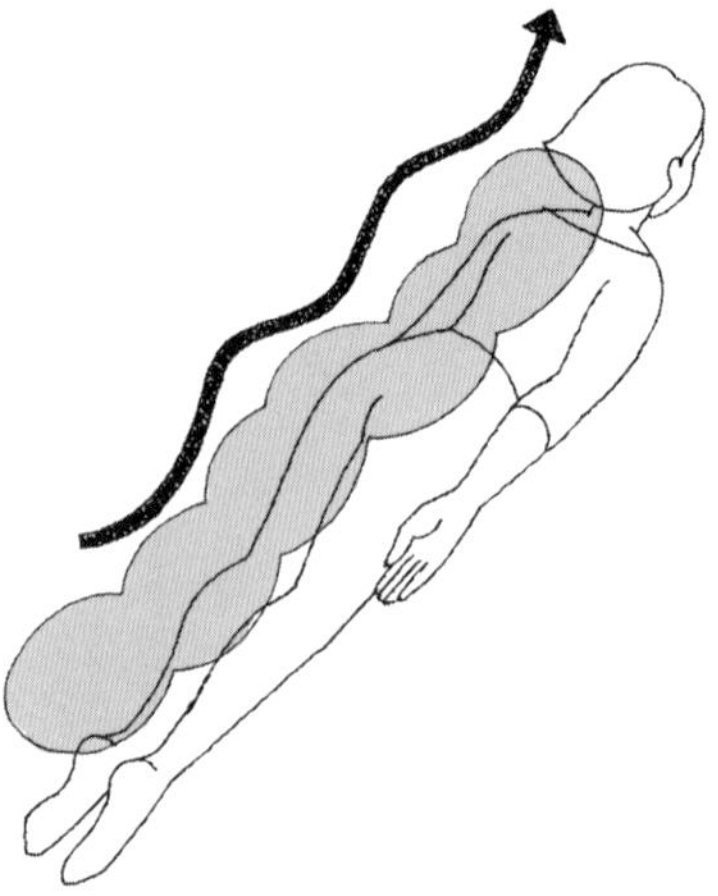

図7-8　芋虫だよ

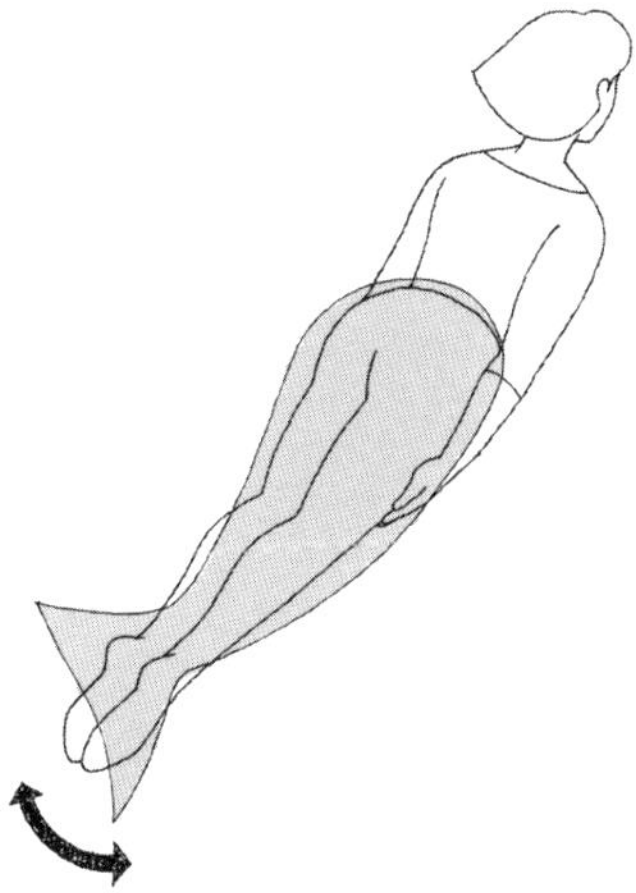

図 7–9 お魚だよ

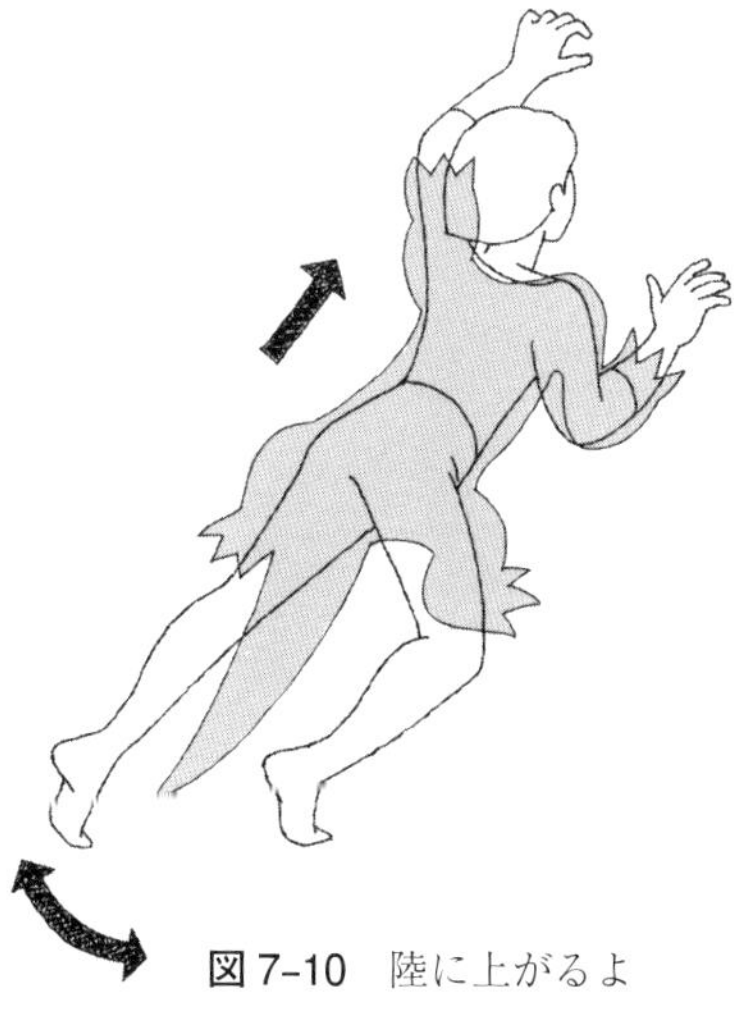

図 7–10 陸に上がるよ

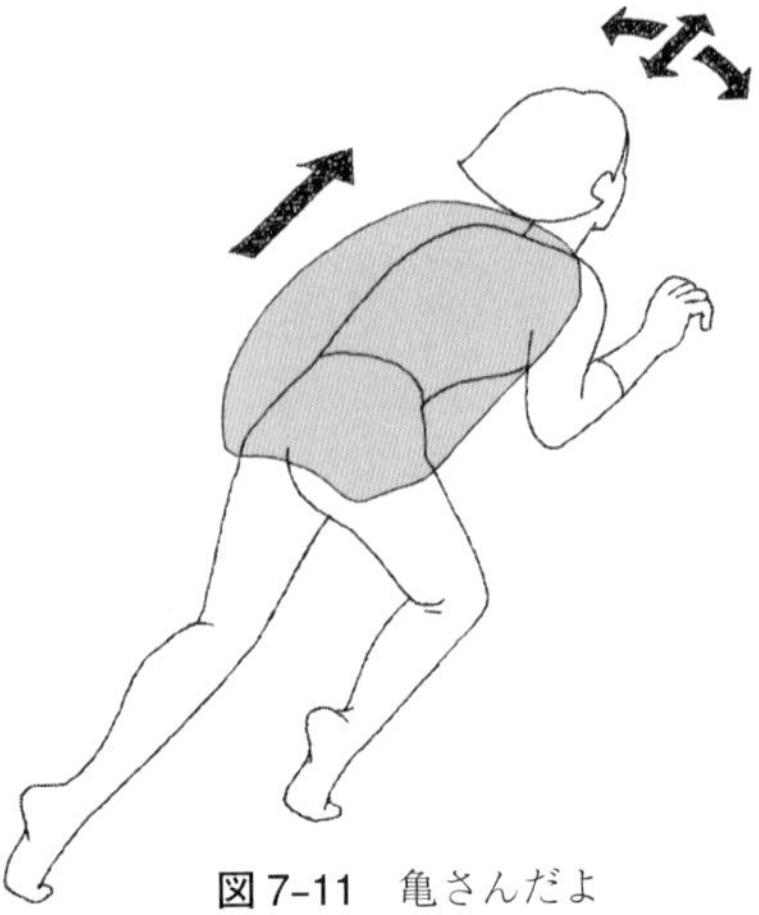

図7-11　亀さんだよ

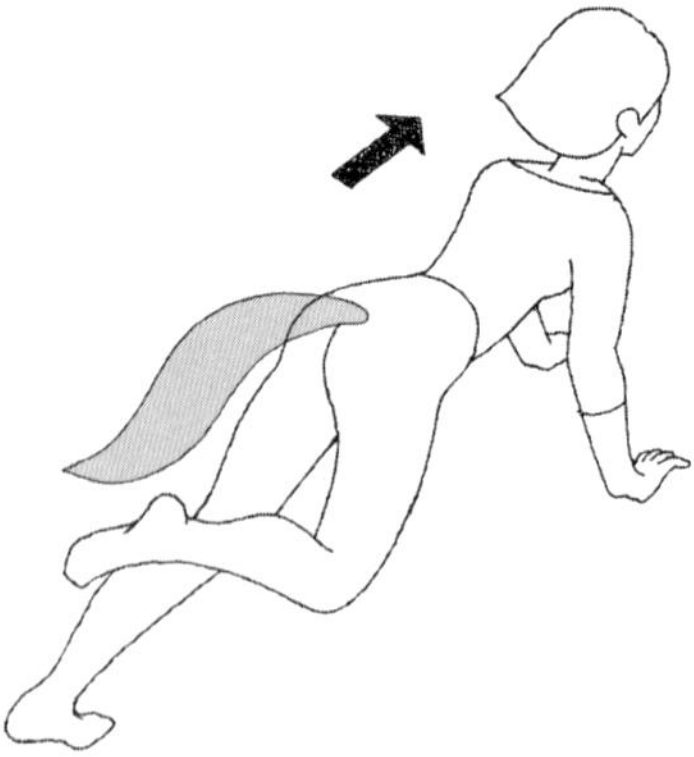

図7-12　牛・馬だぞ

の尻尾を巨大にすると上手にできます。④「亀さんだよ」（図７‐11）手の指と足の指を立てて肘と膝を付けて身体を浮かし、首をあちこちに向けながら、実際に歩く動作をします。⑤「牛・馬だぞ」（図７‐12）四足動物の歩き方です。⑥「お猿の木登り」四肢の指を使って木登りしているをイメージして動かします。以上六種の体操を一つを十秒ぐらいするだけです。終わった時に窓の外を眺めてみると、予想もしなかったほどに心身が爽やかになっています。繰り返してもいいいし、朝夕してもいいです。健康な人でも、してみると爽やか感があり、続けているとしだいに、体の動きがしなやかになりますので、わたくしたちはみな多少は発達段階の疵を持っているのだと思います。

〈熟練〉老人の動きの退化・劣化からの回復にも役立ちます。それには、普段の歩行に際して、『進化の体操』の動きがすべて、ごく微かに加わっているように工夫するのです。『歩く』をごらんください。これに『雑念散歩』を加えると、『認知症』の予防になるのではないかとボクは思っています。

❖ 軀幹体操

動く健康法のなかでもっとも親しまれているのは「ラジオ体操」です。体育の専門家たちが知恵を集めて作った健康法です。だけど寝たきりになった人はできません。ボクは寝たきりになったつもりでラジオ体操の放送を聴きながら、掛け声にあわせて、ただし四肢はわずかに動かすだけで軀幹だけでのラジオ体操をしてみました。ラジオ体操第一も第二も幼いときからの記憶がありますから、掛け声でイメージが湧きます。していると体の深いところの血流がよくなり全身が暖かになります。なによりも、終ったあと頭がスッキリして視界がクリアになります。おそらく脳神経→末梢神経→筋肉の流れが刺激されるのでしょう。

もしそうなら、種々のリハビリテーションの最も初歩的な動きになりましょうし、『進化の体操』よりもやりやすい認知症予防になるのではないかと思います。試してみてください。

第八章　寝　る

赤ちゃんは十時間ぐらい、老人は七時間ぐらいが理想的な睡眠時間らしいですが個人差があり、天才的な頭脳の持ち主は十時間の眠りが必要であり、双極性障害の遺伝子を付与されている人は深い短時間睡眠の傾向があります。質の問題もあります。睡眠についてはいろいろな本が出ていますから、そちらを参照されるのがお勧めですが、大切なのは睡眠・覚醒のリズムでしょう。外国旅行で経験する時差ボケはその証拠です。深夜勤務のある職種などの生活環境の都合で規則正しいリズムを確保できない方は、せめて質の向上に留意されることをお勧めします。目覚めが『気持ちがいい』なら質の良い睡眠であった標しです。

❖『うつ伏せ寝』

洋の東西を問わず、赤ん坊から老人まで、仰向けに寝るのが習慣です。ところが最近、寝たきりの病人をうつ伏せ寝させるととてもよい、という説が出ました。インターネットで「うつ伏せ寝健康法」を検索するといろいろな説がでています。ここでは、ボクの考えをお話しします。

①まず、床ずれが防げます。床ずれは皮膚のすぐ上に骨があるような場所で、骨と布団との間に皮膚が挟まれて生じます。仰向けに寝ると、そうした場所がたくさんあります。しかもそれらの場所は、体の中心に近いので、体力の弱った病人では動かしにくい部分です。うつ伏せ寝にしますと、体の中心に近い部分は胸や腹など肉厚の場所ですし、皮膚のすぐ近くに骨があるような場所は中心から遠くて自力で動かしやすい部分です。

②気管は体の前面に近い位置にありますので、仰向けに寝ると背中側に溜まった痰が気管にまで送られにくいのです。うつ伏せ寝にしますと、背中側に溜まった痰が重力で流れ出て咳で排出されやすいのです。老人は肺炎で死ぬことが多いので、このことは重要です。

③舌根の沈下が防げるので気道が広くなる。そのせいでいびきが減る。これは「睡眠時無呼吸症」を軽減します。④大便の出がよくなる、⑤古い尿が膀胱の出口のところに溜まって真っ先に排出されるので膀胱炎になりにくい、④下肢とくに膝関節の固縮が防げる、などであり、寝たきりだった人が歩けるまでに回復する。

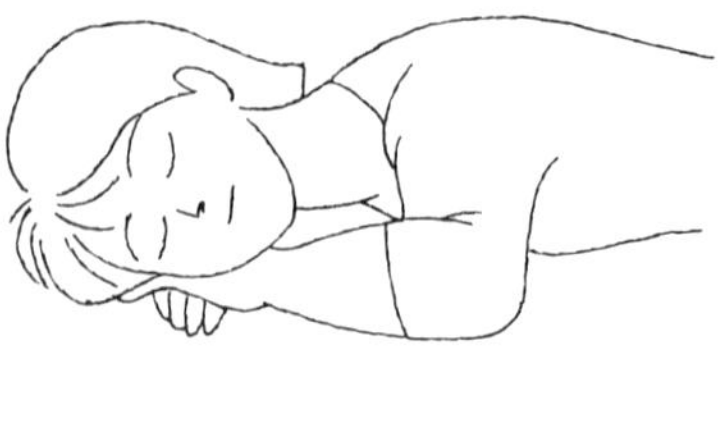

図 8-1　うつ伏せ寝

若いうちにうつ伏せ寝の練習をして馴れておくと、老人になってからが楽だろうと思います。寝る前や起きたときに『進化の体操』をすると効果的です。

〈付言〉①うつ伏せ寝の一番の難点は呼吸です。そのままでは顔が布団に埋まってしまいます。赤ちゃんをうつ伏せに寝せるのは窒息の危険があります。また、首に重量がかかりすぎる難点があります。大人では、うつ伏せ寝用の枕がインターネットで発売されています。ボクは枕なしで図8－1のようにして寝ることにしています。これで、首の負担が減ります。右の手に左を重ねるのは陰陽の考えからと『舌トントン』で体が喜ぶからです。足の重ね方もそうです。『気持ちがいい』姿勢を自分用に工夫してください。左胸が浮き上がるので心臓にいいかもしれないと思っています。もっとも、寝てしまうと寝返りで姿勢は崩れます。いろいろ工夫して『気持ちがいい』姿勢をとりあえず採用してください。最終の達成は『進化の体操』の「お魚だよ」の姿勢です（図7－9参照）。

②うつ伏せ寝は陽である背中を天に向け陰である腹を地へ向けていますから、陰陽のクロワッサンの構造になります。なのに、昔から仰向けに寝るのが普通です。なぜだろうと考えていました。現在の結論が『北枕健康法』です。

❖『北枕健康法』

死んだ人を北枕にするのは、お釈迦様が亡くなられたとき北枕にしておられたとの伝説かららしいです。また、眠りは死の象徴であり目覚めは誕生の象徴であり、日没・日の出という太陽の死と再生に合わせて死と再生を繰り返すのがいのちの自然なありようだ、との考えもあります。そう考えると、陰陽の向きをアベコベにした仰向け寝は、「死」に似ているのだとも考えられます。「死んだようにグッスリ眠る」という言い回しもあります。インターネットで「北枕健康法」を検索すると、いろいろ興味深い考えが書かれています。

うつ状態の人が「死んだ方がいい」「死んでしまいたい」と仰ることはしばしばです。ジーっと味わってみると、「苦しみから逃れたい・楽になりたい」という気持ちのようです。その人々に、診察室のベッドで「北枕」に寝てもらい、目を閉じて「アーア　シニマシタ」と呪文を思い浮かべてもらい、一分ほど見守ってから起き上がってもらい感想を訊くと、苦しさが和らいだと仰る方が多いのです。その方には上記の連想をお話して『北枕健康法』お勧めしています。臨死のお釈迦様は苦しさを和らげるべく、北枕でしかも左胸を上にしてお休みになられたのかもしれません。

それをヒントに、ボク自身は疲れが酷いときは北枕を、さほどでもないときには、南向きの仰向けを、ふだんはうつ伏せ寝を、と三種類を『舌トントン』で選んでいます。なお、健康な人はしきりに寝返りを打つので、それは自発的な整体や陰陽の健康法になっていますから、寝返りのし易い寝具を選ぶようにしましょう。『布団や寝具』をごらんください。

〈付言〉うつ状態のひどい人のために『ちょっと死んでみる』という方法を考案しました。第十五章をごらんください。

❖ 枕の工夫

むち打ち症や老化の影響や関節の病気などで首の変形があり、そのせいで不眠になっている人が多く、『チーターの体操』では、痛みが出たりするのでしてはいけない人があります。そうした人のために、さまざまに工夫された枕が市販されています。しかし自分の首にピッタリの枕に出会うのは運次第ですし、結構値段がします。使っているうちに臭くなります。自分で作ると無料ですし、汚れたときは、もとのタオルケットに戻して洗えますので清潔です。図8-2・3・4を見て作ってみましょう。一応作ったら、巻きの太めのほうを首に当てたときと、巻きの細めのほうを首に当てたときとでどちらが気持ちよいか比較してみましょう。そして次には、大きさや硬さをいろいろと変えて、自分の首や頭にピッタリのものを完成してください。自分に合わせるのですから、自分で作るのがいちばんです。コツは首に『気持ちがいい』枕を作ることです。はじめは洗濯バサミで仮留めして、ピッタリしたら針と糸で固定します。

寝ている間に、皆、盛んに寝返りをします。この枕は、寝返りしても外れにくいのです。それだけでなく、ピッタリした枕を使うと首から下の身体が緩みますので、眠っていて寝返りすることが背骨を揺らして治療する効果もあります。

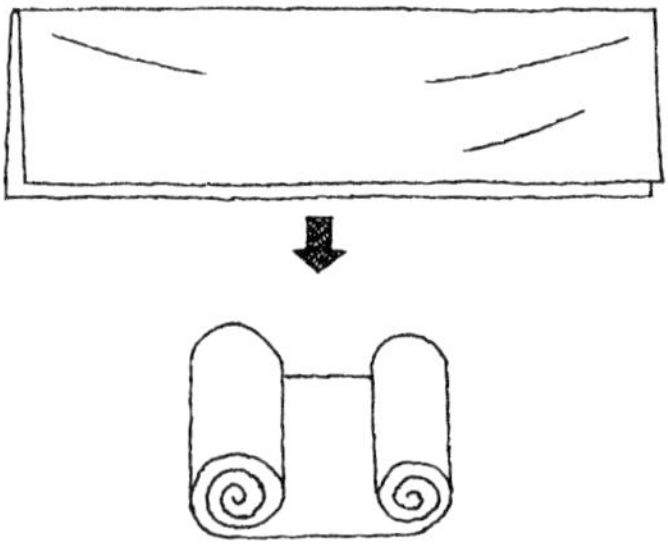

図 8-2　枕の工夫①

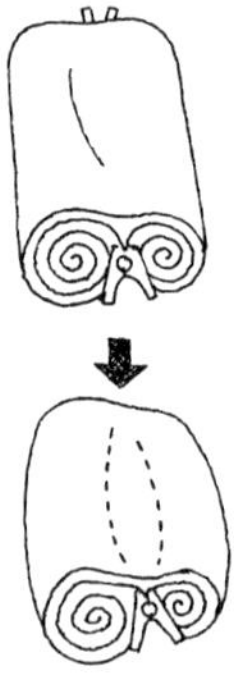

図 8-3　枕の工夫②

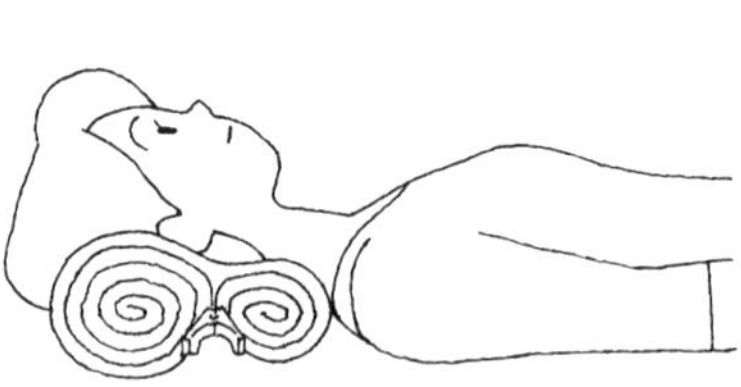

図 8-4　枕の工夫③

❖『布団や寝具』

寝ることに関して大切なのは何より布団です。夏涼しく冬暖かく、寝返りが自在な、体を締め付けないもの、吸湿性と発散に優れたものが理想です。掛け布団については断然羽布団です。羽毛の質も大切ですが、布地が純綿のものがお勧めです。安価な品はほとんどがポリエステルです。ボクを含め、ポリエステルを嫌う体質の人が大勢おられます。『センサーとしてのからだ』で相性を確かめてください。厚い羽布団一枚だけで寝ると幸せ感が心身を包みます。当然、幸せな眠りとなります。寝間着は体を締め付けないものほどお勧めです。昔「シャネルの5番だけよ」と答えた女優さんがありました。確かに全裸が最高でしょうが現実的には、ワンピースの純綿の寝間着で、下には締め付けるゴムのきつくない下着や紐で結ぶ猿股がいいでしょう。皮膚表面の毛細管の血流も健康ことに自律神経の安定に関係します。

難しいのは敷布団です。ウォーター・ベッドで水温調節のついているものが、夏涼しく冬暖かく、寝返りが自在な、体を締め付けない、の理想を満たしますが、大変高価です。それを参考に、自分の『センサーとしてのからだ』で選びましょう。低反発マットレスを好む心身もあれば、高反発マットレスが『気持ちがいい』心身もあります。西式健康法の「戸板に寝る」健康法が『気持ちがいい』人もいます。

老人が愛用する電気毛布は電磁波による有害作用や低温火傷の危険があり、寝る前にスイッチを切ることが常識ですが。その代りに布団乾燥機を使う人もあります。室内の空気を温めたり遠赤外線での暖房も一長一短ありますから、『センサーとしてのからだ』や『入江フィンガーテスト』や『舌トントン』で判定しましょう。寝室の加湿も大切です。

睡眠中に失われる水分の補給は大切です。旅館でしているのを真似て枕元に水を用意しましょう。見落とされがちなのは、枕元の電気器具から出る電磁波です。これが悪夢や睡眠障害の原因になることがあります。スマホはスイッチが切ってあっても電磁波が出ますので、『センサーとしてのからだ』や『入江フィンガーテスト』や『舌トントン』でチェックして、枕元から離しましょう。電磁波は邪気として感知できますので『チタンテープ』を貼ってみましょう。

❖目覚め

目覚めは脳にとって好ましい順に、①自然に目覚める、②肉親の声、③音楽、④アナウンサーの声、④それ以外の音、⑤目覚まし時計のベル、⑥からだへの刺激、です。眠っている脳をビックリさせない順番です。ビックリさせるのは反養生です。

「あーよく寝た」という、叫びに似た発声があります。質の良い睡眠で『気持ちがいい』の表れです。天井の木目やシミがくっきり見え、音の聞き分けが繊細になっていて、感覚がリフレッシュしているのが分かります。その発声時の姿勢を自己観察すると、アクビと同じであることに気がつきます。肩甲骨上肢それと腸骨と下肢が同調して動きます。これが好ましい動きです。

多くの場合、空腹で朝食が美味しいです。良い睡眠の最良の指標であり、日々の心身のコンディションの測定器として簡単・明瞭ですから、これを目標に工夫するのがおすすめです。最高のコツは、簡単だけど困難な「空腹で就寝」です。高血圧症の人は「モーニング・サージ」という早朝血圧上昇がありますので、血圧計を枕元に置いて、布団の中で血圧測定をしましょう。高いときには『軟口蓋の呼吸法』をして、血圧が下がったことを確認してから離床するのが安全です。

第九章　『気と経絡』

中国から伝わってきた気功法があり、そこでは、「気」は実在するものだと考えられています。また、鍼灸治療では経絡が大切にされます。経絡とは「気」の流れる通路であり「気」の流れの停滞している場所を「ツボ」と呼んでいます。また、滝や森や神社などを「気が良い・気が悪い」などと評することもあります。気の実在に関しては論議の決着がついていませんし、「気」の定義についても論者や分野ごとにさまざまです。「気」を科学的に測定しようとの試みもなされていますが、まだ成功していません。

客観的に「気」の実在を証明することができていないのに、ボクは「気」の実在を信じており、実在するものとして話を進めています。ですから、この本での「気」の定義について、はじめにお話ししておきましょう。

この本では『気持ちがいい』『気持ちが悪い』を使って、できるだけ『気持ちがいい』を選ぶことを養生の中心に置いています。それは自分の体をセンサーとして使った判定です。そして、何かとの関わりで『気持ちがいい』が起こるとき、その何かを「気がいい」「いい気が出ている」と判定します。逆に『気持ちが悪い』が起こるとき「邪気が出ている」と判定します。ですからあくまで、「わたしの心身にとっていい気が出ている感じ」「わたしの心身にとって悪い気『邪気』が出ている感じ」なのです。言い換えると「わたしと対象との関係の雰囲気がいいか・悪いか」を対象側のせいにして記述しているのです。ですから、こちらの心身の状態が変わると、対象の気への判定が良かったり悪くなったりするわけです。客観性の全くない、主観の極致です。自分の心身の養生法を考えるこの本では、それでいいのです。必要なのは自分の「いまの」心身が「気持ちがいい」か「否」かだからです。たとえば、本書では電磁波を『邪気』と見なしています。『気持ちが悪い』からです。それが他の場合の『邪気』と同質のものかどうかは不明です。

以上を纏めると、「気の実在」との仮説のもとで、さまざまな主観的所見が統一的に説明でき、さらには、次への予測や工夫が生まれるという有用性を根拠にして、客観的証拠の全くないこの仮説を採用しているのです。光は波動であると同時に波であるとの物理学の仮説は、さまざまな客観的所見が統一的に説明でき、さらには、次への予測や解明が生まれるという整合性を根拠にしています。科学は客観性を追求する営みですから、「気の実在」の仮説とは逆の関係です。そのことをいつも頭に留めて、この本全体をお読みください。

その意味での「気」は「経絡」と同じ世界です。鍼灸の本を見ると全身を流れる二十本の経絡が示してあり、その上にたくさんのツボが描かれています。経絡とは体の「気」の流れであり、それぞれが特定の臓器につながっています。気の流れに滞りが生じたとき（関連する臓器の不調が生じたとき）に浮き出てくるのがツボです。そこを指圧したり鍼灸治療をしたりして気の流れを整えると、経絡に関連した臓器の自然治癒力が励まされるのです。これは専門家の治療の世界です。ここでは、ほんの少しの練習で自分で自分に行える、気功や経絡治療をお話しします。養生の世界です（この本とほぼ同時に、「自習でできる、経絡・ツボ療法」創元社、という、もっと練習の必要な、だけど誰でもできるツボ・経絡療法の技術書を上梓します。さらなる関心をお持ちの方は参照してください）。

養生としての気功や経絡の方法はさらに二分しておくと便利でしょう。すなわち、普遍的な養生法としての気功・経絡と、特別な目的を持った、やや治療よりの気功・経絡です。まず、養生法としての方法からお話ししましょう。

❖背中に日光

日の光は「陽」であり、月の光は「陰」です。体の陽の面すなわち背中側に日の光を当てるのは心身にとって『気持ちがいい』し、お腹側に月の光を当てるのも『気持ちがいい』のです。室内では南側へ背を向けるのが『気持ちがいい』です。『舌トントントン』や『入江フィンガーテスト』で確かめてください。

うつ状態のときは、陽のエネルギーが不足しているのを陽を賦活して元気にするか、源である陰のエネルギーが目減りしているから陽を賦活すると生命エネルギー全体の枯渇をきたすので、陰を補うを目標にするか、の見定めが、治療においても養生においても要点です。『舌トントン』『入江フィンガーテスト』で判定できます。

❖日の出を拝む

太陽の光は陰陽の両要素を持っています。日の出のときの日の光は陰のエネルギーを送ってきますので、古来、人は朝日に腹側（前面）をむけて拝みます。日中の太陽光は陽の要素が増えるので、背中に当てるとからだの陽のエネルギーが賦活されますが、身体のエネルギーの源は身体の陰から供給されているエネルギーなので、衰弱して陰のエネルギーの乏しくなっている人は日光浴で陰の気がさらに衰弱します。太陽が頭を覗かせる前から拝みはじめ、全体が姿を現した瞬間にやめましょう。

陰の気を補給するには月を眺める（陰である腹側に月の陰の気を当てる）が有効です。長時間になっても有益です。

❖『地球におんぶ』

宇宙からは四六時中膨大な量の宇宙線が降り注ぎ、わたくしたちの身体のすべての細胞を貫いているのだそうです。同時に地球の大地から立ち上る「気」がわたしたちの身体を貫いているらしいです。その様子をイメージし、自分を委ねる気持ちになるだけで気功法になります。『ラレル』です。

図9-1に示すうつ伏せでの方法を考えました。四肢でXの形を作ります。イメージとしては『地球におんぶ』です。顎を床に着けて正面へ顔を向け、首を含め全身の力を抜きます。次に、このリラックスした全身を『気持ちがいい』緩やかさで小刻みに揺らします。からだのどの骨もどの筋肉もすべてが同時に動きます。「ホネ・フワフワ」と呪文を使うと上手く行きます。『地球におんぶ』の利点は『チーターの体操』と同じ整体の作用です。『幻の尻尾』も加えましょう。この気功は「我」を棚上げして「天の気」「地の気」に心身を委ねるという姿勢です。この本のはじめのところに紹介した、『ラレル』がそれです。

①「母なる大地」というコトバがあります。地球の代わりに、『母におんぶ』の方が原初的かもしれません。ことに、「愛着障害」と呼ばれる、愛着をめぐる傷つきには有効です。『愛着障害』をごらんください。

②樹木を相手にする「樹木気功」も『気持ちがいい』ものです。自分に相性の良い大木を見つ

け、それを抱くような姿勢で気をもらいましょう。樹木は陰の気すなわちいのちの根源のエネルギーをくれますから、『舌トントン』や『センサーとしてのからだ』を使って、ちょうど『気持ちがいい』距離に立ってエネルギーをもらいましょう。その際、背中を南に樹木を北に位置して立つと、陰陽の両気をもらえます。公園の木などの、人が植えた樹木は気が貧弱です。根が充分に張っていなく

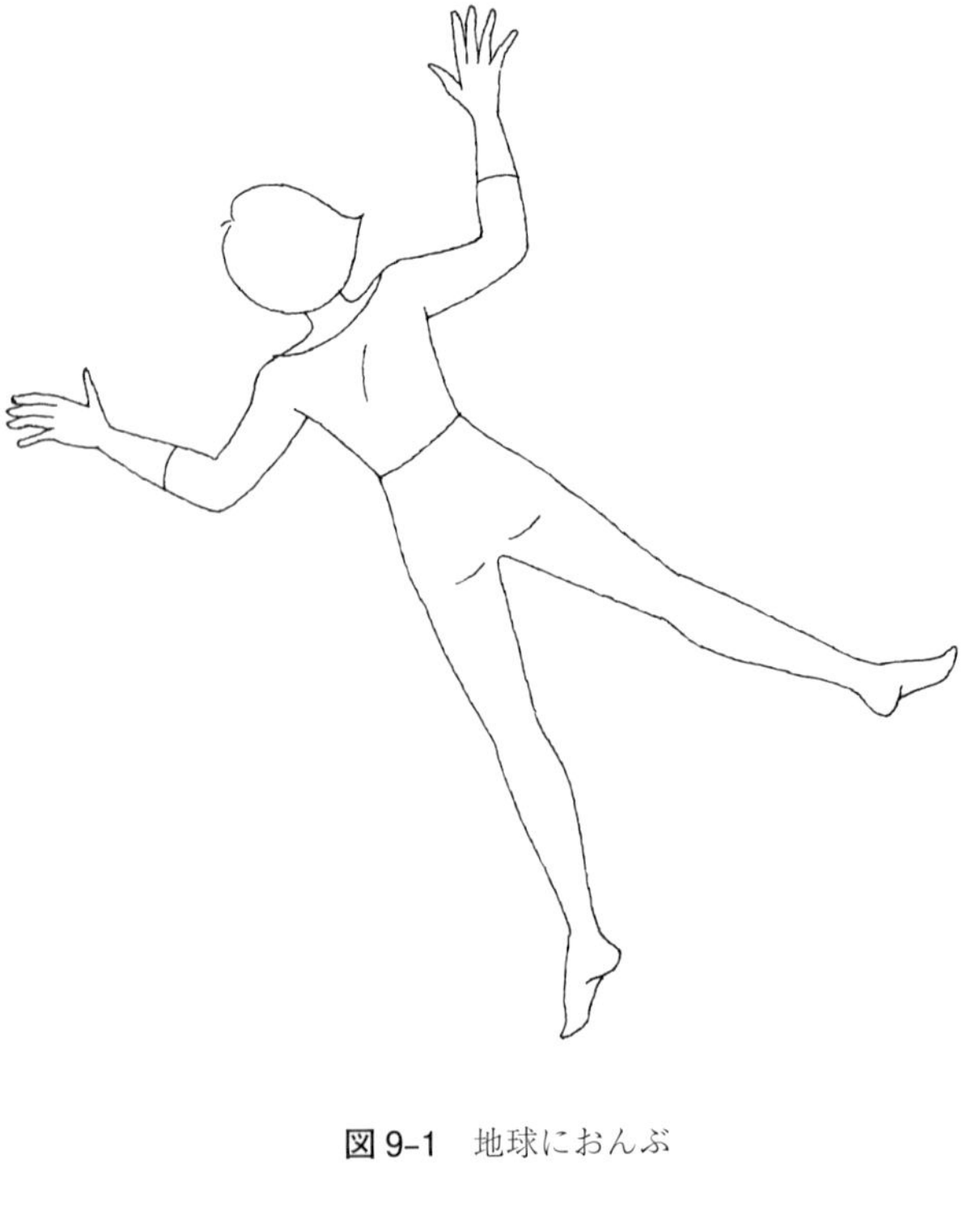

図 9-1　地球におんぶ

て、地の気（陰の気）を吸い上げる力が弱いからです。ただし明治神宮の木はすべて植えた樹木なのに素晴らしい気を発します。植えて百年を超えて、充分に根を張っているからです。その点、各地の神社のご神木は数百年の樹齢ですから凄い気の力があります。ご神木から気を頂くときは『先祖の業の気功』も一緒にして先祖からの「業」を払ってもらいましょう。

❖『先祖の業の気功』

現在の一個人である自分は無限大の先祖を背負っています。それらの先祖の不幸や苦悩が時代の流れに乗って、いまの自分を呪縛しているようです。『地球におんぶ』をしながら、「お父さん・お母さん、お疲れさん」「おじいさん・おばあさん、お疲れさん」「曾祖父さん・曾祖母さんたち、お疲れさん」「明治の先祖の皆さん、お疲れさん」「江戸時代の先祖の皆さん、お疲れさん」「戦国時代の先祖の皆さん。お疲れさん」……「飛鳥時代の先祖の皆さん、お疲れさん」と順に時代を遡り、最後は「わたしに遺伝子をくださった、すべての人類の皆さん、ありがとうございます」で締めくくります。何だか荒唐無稽で滑稽な作業ですが、一度してみて『気持ちがいい』ならば採用してください。

〈付言〉①多くは明治の先祖のあたりに『邪気』がありますが、格式高い家柄の末裔ではうんと昔からの邪気があります。おそらく、個人の心身が家の犠牲になった結果なのでしょう。

記憶が鮮明な事件では、「お疲れさん」ではなく「ありがとう」「恨んでる」「バカヤロー」などがピッタリするのかもしれませんが、そう呟きながら『入江フィンガーテスト』をしてみてください。『気持ちがいい』なら採用してくださいさい。不思議なことにこれまで試した方々は「お疲れさん」が一番合いました。

②カウンセリングや精神療法では、多くの場合「過去の苦労の思い出」を話題にします。苦労が激しい過去を持つ人では、話題にすること自体がとても辛い作業となります。前もって、『全経絡の気功』や『地球におんぶ』で強烈な邪気を和らげておくと、話題にするのが楽になり、ときには話題にせぬま

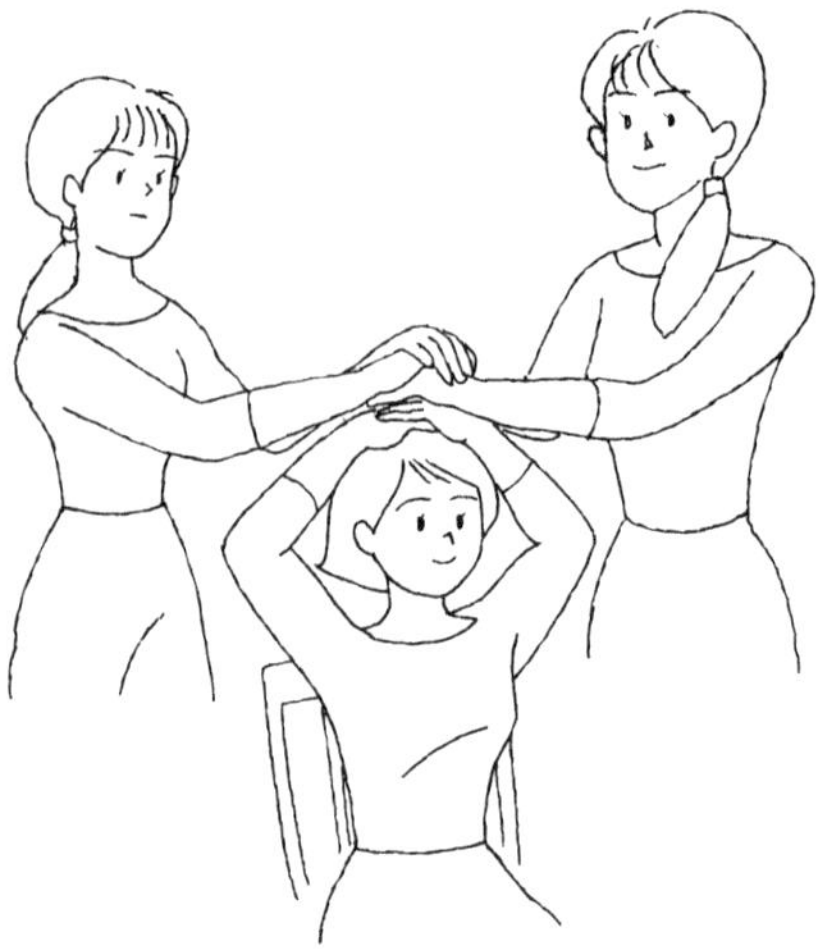

図 9-2 先祖の業の気功

まで自力で卒業できることさえあります。『フラッシュバック』といえるほどに強烈な場合は、まず『指いい子』をしてください。さらに『トラウマ』に特化した方法として『円盤の気功』を考案しました。

③病気が重かったり、子どもだったりで自分では『全経絡の気功』も『うつ伏せの全経絡』もできない人には、椅子に掛けてもらい、本人の右掌・左掌の順に頭に置かせて、その上に他の人が同じように右左を順に置いて『人生の気功』（「マイナス一歳、ゼロ歳、一歳、……」）をしてもよいです。この場合は本人が呟く代わりに、本人に聞こえる程度の声を出して数えてあげるのがいいでしょう。また、気を送る人が多いほど強力ですから、「右・左」と掌を重ねてあげるといいものです（図９－２）。悲惨な歴史を背負っている人の場合は、多くの人の気の力の協力がとても有効です。またこの手技は病気でない人でも、人生の邪気を流す作用がありますから、保育園や施設で子どもたち同士の遊びとして取り入れると、連帯感の育成やいじめの防止に役立つかもしれません。

❖『右手で左を・左手で右を』

国、人種、宗教、時代、を問わず、あらゆる分野で掌を使った癒しの技があります。掌から「気」が出ていて癒しの効果があるのだと考えても良さそうです。そして、分かったのは、左の手は右の体を癒し、右の手は左の体を癒すことです。そのことは左の手を体の左半身のどこかに触れた場合と、左の手を体の右半身のどこかに触れた場合との、『気持ちがいい』の差を『舌トントン』を使って比較することで証明できます。つまり、手を反対側の半身に触れているときに、体の状態は『気持ちがいい』になるのです。この原則は、他の人にしてあげる場合も同じです。『指いい子』をごらんください。

左手は右の半身を癒し、右手は左の半身を癒すのですから、この効果の極致は「合掌」です。両掌がたがいに相手を（それにつながっている半身を含めて）癒し合うわけです。ですから、世界のさまざまな宗教で、あるいは無宗教の人でさえ、悩んでいるときに合掌の姿勢をとるのでしょう。毎日合掌の姿勢をするのは、簡単で有効な心身養生法です。

❖『全経絡の気功』

合掌が心身健康法になるのだから手（前足）と足（後足）を合わせるとさらにいいのではないかと『手足合掌』を考えたところ、すでに西式健康法で行われていることを知りました。そこで、合掌は手足の指にまで伸びてきている左右の経絡をつなぐのがさらに良いだろうと考え、図9‐3のような形を考えました。手のひらも足の裏も互いに向かい合う形をとります。左右の間隔は『舌トントン』や『センサーとしてのからだ』を使って『気持ちがいい』間隔を作れます。できない方はほぼ顔の幅に保つといいでしょう。図で示すように、中指の先が臍を指します。臍の高さで帯を回すように流れている「帯脈」に中指を沿わすのです。さらに舌尖を上あごの歯と歯ぐきのつぎ目にあてて肛門を絞めるようにすると督脈と任脈がつながります。その姿勢で、しばらくすると、十二の経絡と奇経八経絡がすべて通じ、浮き出ていた経絡が消えますので『全経絡の気功』と名づけました。なお、している途中でからだの何処かにこわばったところが感じられたら、一旦姿勢を崩して、こわばりの部分をモゴモゴ動かしてほぐしてください。こわばったところは気が通りにくいからです。そのことからこの方法は、からだのこわばりを探してほぐす効果もあることがわかります。

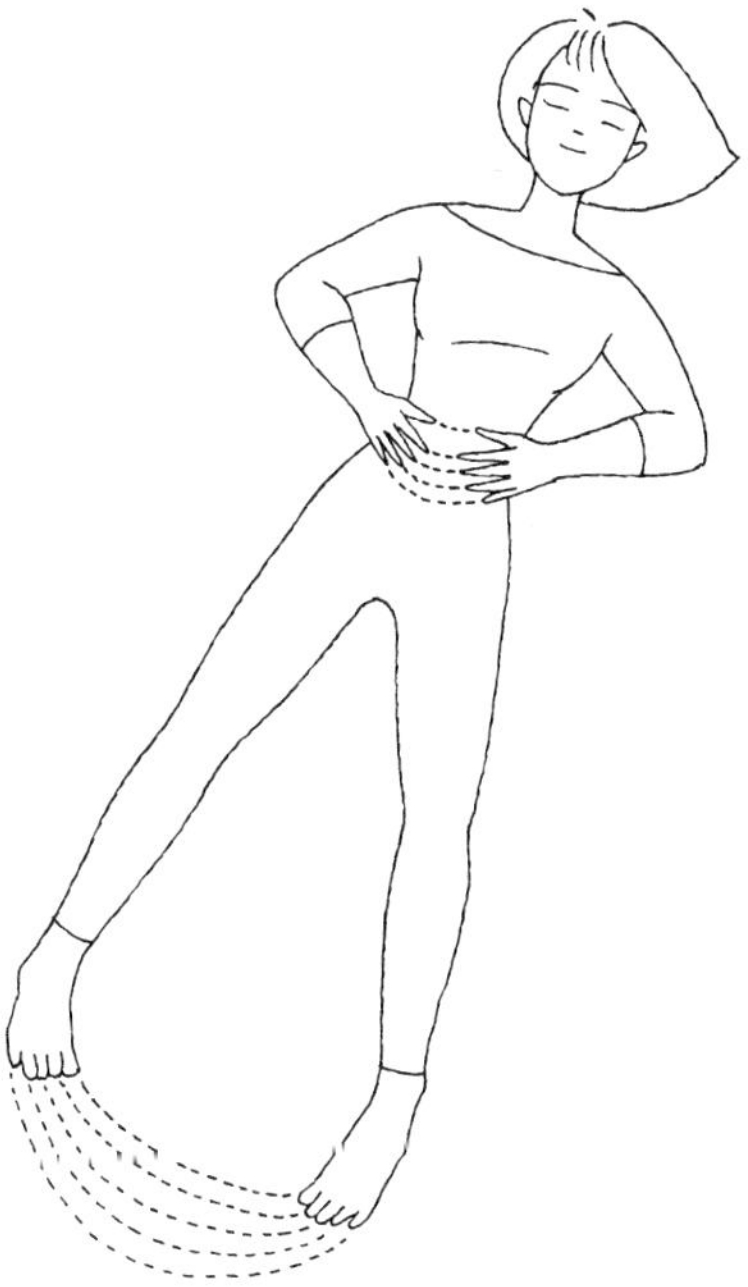

図 9–3　全経絡の気功

〈付言〉通常は仰向けに寝た姿勢で行いますが、うつ伏せの姿勢でこの気功を行うと全身の気の流れがさらに自然になります。『うつ伏せの全経絡』と名づけました。ただし両手が痛くなるので長時間は『気持ちが悪い』です。慣れたら椅子に掛けて行えますので、会議中などに便利です。

❖『撫でる』

ホスピスを見学したことがあります。個室を訪問したとき、臨死のおじいさんを家族が囲んでおられました。下顎呼吸のおじいさんを見守って、苦しそうなおじいさんに何かしてあげたいけど何もすることが無い、さすがに「頑張って」という人は居ません。ふと思いついて、おじいさんの皮膚に触れるか触れないかの間隔で優しく撫でてあげることを提案しました。家族のお一人が試してくださると、何か苦しい雰囲気が和らぎ、下顎呼吸の力みが緩んだようでした。お孫さんたちがみんなで「撫でる」をはじめました。部屋全体が安らかな愛に溢れた雰囲気に変わりました。ボクは会釈して退室しました。さらに他の病室を見学していると、おじいさんの臨終が知らされました。

この経験からボクは「撫でる」を自分や他の人の身体で実験しました。結論は「撫でられる体が好む撫で方」が良く、それは撫でる側が『舌トントン』をしていて『気持ちがいい』反応で確かめればよい、です。『舌トントン』ができない人は、「体毛に沿って撫でる」が癒やしの作用があります。ヒトの体毛は判りづらいから、猫で体毛の生え具合を確認しましょう。『右手で左半身を、左手で右半身を』の原則が有効です。

〈付言〉①撫でる際は、服の上からでも構いません。直接撫でるときは、皮膚に触れるか触れないぐらいの微かな接触が『気持ちがいい』ようです。『舌トントン』で確かめましょう。

②「逆撫でする」という言葉の意味が合致するのが面白いです。この「撫でる」が『泉の気功』発想のヒントになっています。

❖『泉の気功』

もう随分昔、小周天気功というのを知りました、いまひとつ大周天気功というのもあることを知りました。それぞれ気功法の世界では尊重される功法です（「小周天気功」「大周天気功」については、それぞれインターネットで検索してください）。チョット行なってみましたがどうも馴染めませんので、中断していました。『中心軸』を考えるようになって、『撫でる』を結びつけるアイディアが生まれました。『泉の気功』です。

『幻の尻尾』をイメージした状態で、背もたれの無い椅子に掛けます。イメージの『幻の尻尾』は椅子の座面を貫いて、背骨から真っ直ぐ降りています。図９‐４をごらんください。息を吸いながら、手足の指の先端と『幻の尻尾』の先端から「気」を体内に吸い上げ、体内を満たしなが

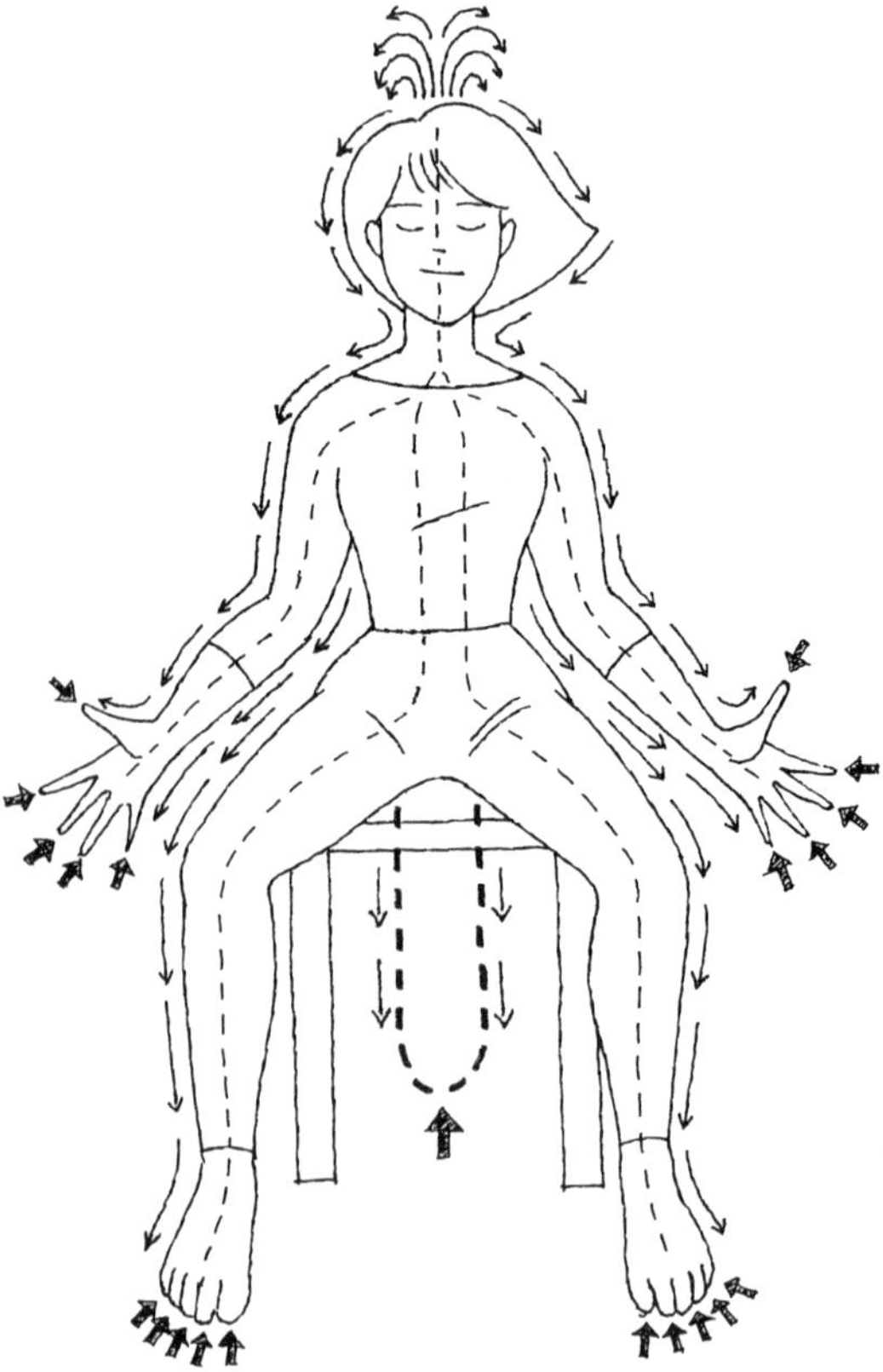

図 9-4　泉の気功

ら上昇し、脳天（百会）に到達したら、息を吐きながら「気」を泉のように噴出させるイメージで、全身の皮膚の外側全面を下へ流れ落とすイメージです。流れ落ちる「気」が体表を『撫でる』感触にしましょう。

〈付言〉①背もたれの無い椅子で練習するのは、流れが邪魔されないようにです。馴れてきたら、背もたれから離れたり、立ってやってもよいのです。これならいつでも・どこでもやれる気功法です。寝た姿勢でもできます。『バリアの呼吸法』と組み合わせることもできます。

②『地球におんぶ』を含まない『人生の気功』『先祖の業の気功』を組み合わせると、素晴らしい効果を挙げます。

③「小周天気功」では体の背面を気が上昇し脳天に達したら体の前面を下降する流れで循環させます。流れを途切れさせないためには舌尖を前歯と歯茎の際に当て、肛門を閉めるようにします。ボクは気の流れを体感できるようになって、この舌尖と肛門との直結さえ維持しておけば、小周天の気は勝手に循環することに気づきました。日常の習慣にされるといいでしょう。

これ以後は養生よりも治療寄りの、すなわち明確な苦しみを持つ人向けの方法です。

❖『人生の気功』

『全経絡の気功』と『地球におんぶ』は、二つとも、経絡の養生であり、全身のほぐしになります。それぞれ、『気持ちがいい』で選んで行なってくださったら良いのです。もともとこの手技は、苦悩の気功治療を目指して考案したのです。苦悩は三つのジャンルに分かれます。①昨今の悩みや苦しみ、②人生史にこびりついている苦しみ、③先祖の業の波及、これらが邪気として脳を含めた心身に溜まっています。さらには、すべての人が、程度の差こそ違え皆、三つのジャンルの苦悩を抱えており、それが邪気として自然治癒力を妨げています。その邪気の今の時点での影響力を溶かし出すと、心身の自己調整力が回復します。

①昨今の悩みや苦しみは『全経絡の気功』か『地球におんぶ』をしながら、現在の生々しい悩みや心身の苦痛に注意を集中します。たいていの場合、十ないし三十秒で苦痛が軽くなりはじめます。悩みが消失するのではなく、迫力が薄れるのです。さらに、人生史の苦悩はすべての人が抱えています。そしてしばしば、『フラッシュバック』として噴出してパニックを引き起こします（密かな『フラッシュバック』もあります。『フラッシュバック』の治療については『指いい子』『円盤の気功』で詳述します）。

②人生史の苦悩については『地球におんぶ』をしながら、心のうちで「マイナス一歳・零歳・一歳・二歳・三歳……二十歳……」と呟きます。マイナス一歳はお母さんの体内にいたときの自分の不幸、すなわち子宮内環境の不良です。胎教の要素も含まれます（これについては診断と治療について別に『胎内期愛着障害』として詳述します）。唇や舌をまったく動かさず、心の中だ

けで数えてゆくほうが、人生の邪気（苦労の潜在記憶）を浮き出させやすいようです。呟きの流れが「引っかかる」感触が湧くことがあります。その年齢には人生の苦労が詰まっていますので、ゆっくり呟いたり繰り返し呟いたりしましょう。原則として自分の現年齢まで数えるのですが、それを越えて百歳までしてみるのも「気持ちがいい」ならば有益かもしれません。

〈付言〉①これは、過去の不幸の体験を小さなフラッシュバックとして噴出させて、それを現時点の苦悩として軽減してゆく方法ですから、強烈な体験だとフラッシュバックが酷すぎて処理できないことがあります。その恐れのある場合は、「歳」を抜いて、「マイナス一……三・四・五……」とできるだけ早口で呟いてください。

②もっと強烈な不幸の体験だと、「解離」という自己調整が行われて記憶が消えていることがあります。そのとき、この気功をすると、無意識のままに迫力が薄れて、「解離」という自己調整が要らなくなり、記憶が戻ることがあります。人生の『川の流れ』の復活です。

第十章　トラウマの治療

人が生まれて死ぬまでの歴史は体験の連続です。『気持ちがいい』体験や『気持ちが悪い』体験です。それらの記憶と、その体験と『折り合いをつける』を行った記憶（葛藤の記憶）とが心身に累積します。そして現在と未来へ影響を及ぼします。いのちにとって好ましくない影響を及ぼすときその記憶は『トラウマ』と呼ばれます。構造が単純なトラウマは、自然災害や戦争や事故などに関係したものです。酷くなったものは「心的外傷後ストレス障害」と呼ばれますが。本質的には万人が抱えています。構造が複雑な特殊例は「愛着障害」と呼ばれます。成育過程の愛着関係での傷つきです。心身の成育において愛着体験は必須のものです。それによって『折り合いをつける』能力が成育するからです。したがって『愛着障害』を持つ人は『気持ちが悪い』諸体験がトラウマになりやすく、トラウマの累積が起こるのです。さらに具合の悪いことに『愛着障害』に『折り合いをつける』方策として「愛情環境」求めて、失敗してトラウマを増やしてしまうという悲惨な結末が生じます。ですから、まず一般的なトラウマ治療をお話しして、次に「愛着障害の気功」をお話しします。

診断がつかないほどの微かな歴史上のトラウマは第九章の気功法で何とかなりますから、養生の範疇です。程度が酷いものがトラウマとして取り上げられて治療手技が工夫されています。

❖『フラッシュバック』

忘れてしまいたい過去の記憶が些細な刺激で突然噴出して、パニック様になります。噴出するものは視覚像と聴覚像（仮性幻聴）が多いですが、イメージを伴わない感情や雰囲気の場合もあります。それらをなんとかしようとして、自傷行為が行われます。リストカットだけでなく、頭を壁に打ちつけたりなどもあります。自閉症児のパニックや自傷・他害はほとんど『フラッシュバック』によるものです。

「パニック障害」との診断を付けられて薬物療法を受けている人の大部分も、パニック障害ではありません。本物のパニック障害はうつ病に近い脳の不調であるらしく、抗鬱剤が良く効きます。それが効かない人（大多数の人）はトラウマ体験の『フラッシュバック』によるパニックなのです。些細な刺激でトラウマ体験の感情が噴出するのです。木の葉が揺れるのを見て地震体験が蘇るのが一例です。相手のちょっとした態度でイジメラレ体験が噴出したりします。その過去の気分へ吸い込まれる体験なので杉山登志郎先生は「タイム・スリップ」と呼んでおられます。

ピッタリです。登校拒否や自閉症圏の人の突然の興奮はすべてそれです。忘れてしまいたい過去の記憶、が些細な刺激で突然噴出して、パニック様になります。

漢方薬が効きます。インターネットで「神田橋処方」を検索してください。ただし薬による効果は、記憶の突発を抑えるだけですから、トラウマ記憶自体は変わらずに続いています。それに対する治療としてEMDRという確立された治療法があります。インターネットで検索してください。ボクも新しい方法を工夫しました。『指いい子』『円盤の気功』『人生の気功』がそれです。

❖『指いい子』

ボクの外来を受診された方がいちばん喜ばれるのは、この『指いい子』です。発達障害の人の脳は慢性の興奮状態です。それを鎮めてあげる方法です。子どもさんの場合は自分ではできませんので図10－1のように、大人の膝に両足を載せて、大人が五本の指をすぼめる形にして、子どもの指先を擦るのです。擦り方は「ビンの蓋を開ける回し方」です

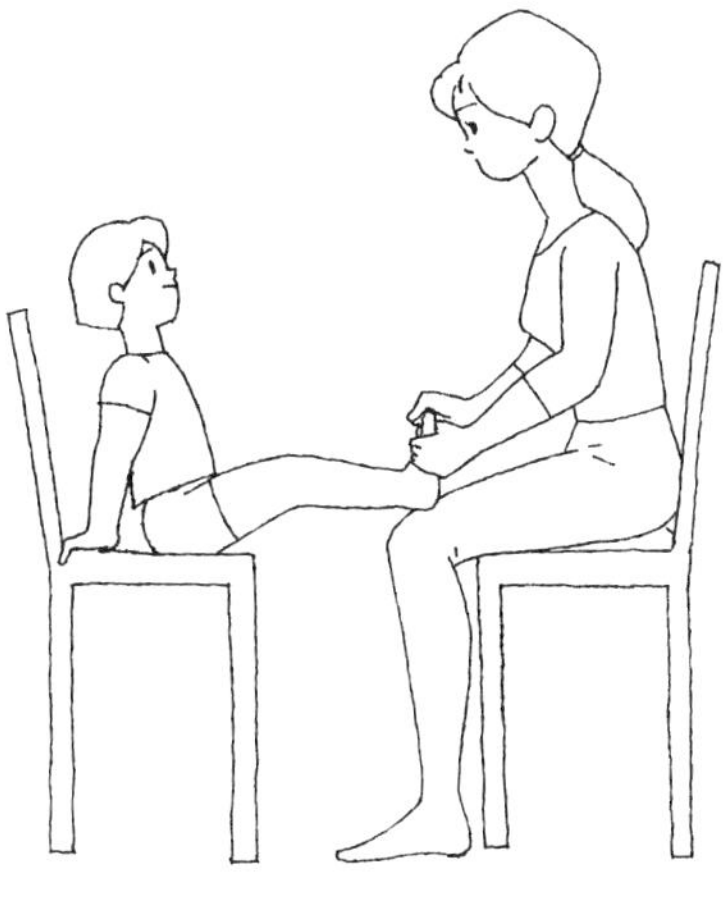

図10-1　指いい子①

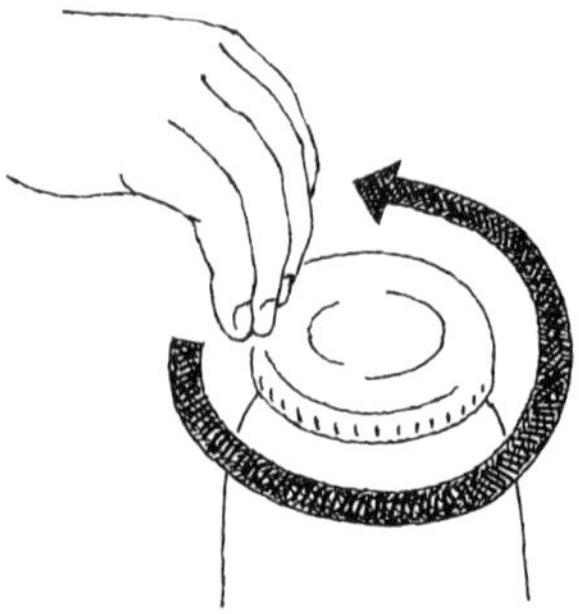

図 10-2　指いい子②

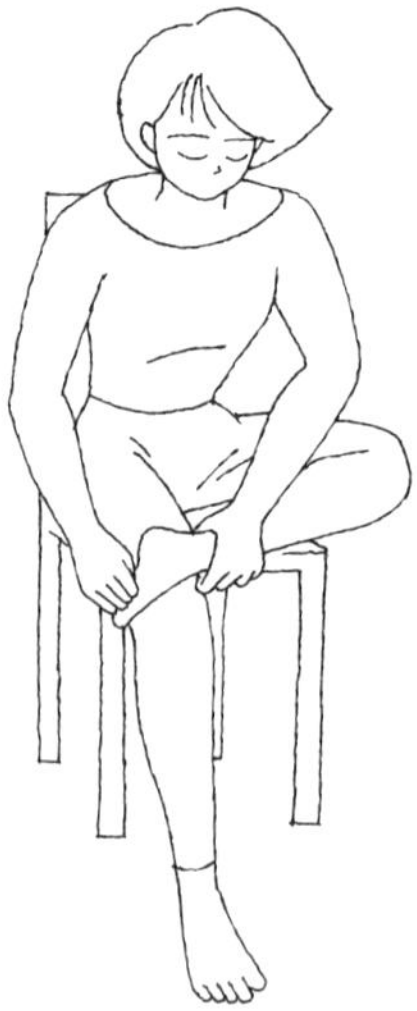

図 10-3　指いい子③

（図10-2）。逆に回すと脳を興奮させますから間違えないでください。一つの指を一回転ぐらいでいいです。足の指五本全部にこれを行います。されている子どもに訊くとその時に「気持ちがいい」と言います。一般にパニックと考えられている突然の興奮はすべてフラッシュバックです。この「指いい子」でドンドン少なくなります。「指いい子」をしながら過去のいやな思い出を一つ思い出してもらって、『指いい子』をすると、思い出してもなんともなくなります。「乗り越えた」です。一日に一個ぐらい「乗り越えて」行くといいでしょう。

少し大人になって自分でできる人は、図10-3のように片足を膝に乗せて同じことをするといいのです。その際に過去のいやな思い出を思い出して脳を興奮させて行うと、右足を施術すると脳の右半分だけが爽やかになるので、効果が確認できます。くれぐれも逆回しにしないよう注意してください。

〈付言〉①『指いい子』についてのさらに詳しい説明は別の本に詳しく書いていますので、興味のある方は参照してください（『神田橋條治が教える自分とみんなのための経絡・ツボ療法の手引き』創元社近刊）。

②『指いい子』は『フラッシュバック』だけでなく脳の異常な情動興奮を鎮める方法ですから、精神安定法として行うことがおすすめです。ことに『焼酎風呂』に浸かりながらの習慣にするのがお勧めです。

❖『円盤の気功』

『指いい子』はトラウマ体験によって引き起こされる脳の興奮を鎮めますが、トラウマ自体と一体化している情動本体を消去する効果ではないようです。もっと根源的な治療を目指したものにロジャー・キャラハンという方の創案された、ＴＦＴ（思考場療法）という治療体系があります。インターネットで検索してください。川村昌子という方がキャラハンの方式に自身の工夫と経験を積み上げて、「川村式タッピング」という施術体系を完成されています。ボクは自分の好みである「少しの練習で誰でもできる方法」を目指して、同じような効果を狙った施術を造ってみました。トラウマの治療から日常の精神安定法までの広がりがあるので気に入っています。

ＬＰレコードのような円盤をイメージします。それを図10‐4のように頭上に持って下げて行くと「抵抗感」を感じて手が止まります。両腕の力が抜けていると感覚が鋭く

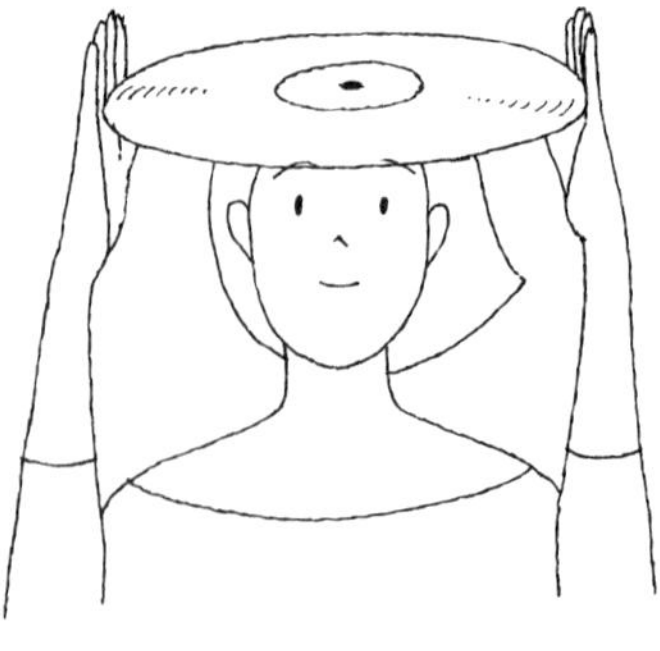

図 10-4 円盤の気功

なり、「抵抗感」を感知しやすくなります。そのとき、イメージの円盤が横断している脳のどこかに「邪気」があるのです。レコードを回すように左右に回してみましょう。回転しやすい方向が分かったら、そちらは多めに回してみます。左右に差がないなら左右に小刻みに回します。左右どちらへも手が動きにくくなったら終了です。最初に戻って頭上から降ろしてみるとその場所での抵抗感が消えています。そして、少し下の位置で手が止まりますので、先ほどと同じ作業を行います。手が動にくくなったら終了です。これを繰り返して足先まで行います。次に、両腕を小さな円盤のイメージで指先から肩まで施術します。これで気分が爽やかになり『気持ちがいい』です。

次に、嫌な記憶を思い出して同じ施術を行います。その記憶の迫力が消えます。ＥＭＤＲや『指いい子』と同じ効果です。

〈付言〉①他の人や子どもにしてあげることができます。してあげている最中に問うと『気持ちがいい』と言ってくれます。

②その日のうちに『焼酎風呂』をしてください。

③苦しい時、両腕の手首と足首のところに円盤が止まる場所が密集していて、そこを『円盤の気功』すると、すっきりします。苦しい時にリストカットをする人が多い理由がわかります。

④『円盤の気功』は『8の字氾濫』とほとんど同じですが、「精神面」と「肉体面」とに効果が異

なります。両方を順番に行うと上達が早いです。

〈熟練〉①慣れてきたら、イメージの円盤を『気が主導』で動かすことに挑戦してください。そうすると巨大な円盤をイメージして縦方向に体を切断するイメージを描き、同じことができます。さらなる効果が得られます。

第十一章　『愛着障害』

多少高等な哺乳類は、動物園で飼育員に育てられると、大人になっても異性との関係や育児が下手になることが知られています。不自然な環境が、生来準備されている遺伝子の発現を妨げているのです。ヒトは文明社会という不自然極まりない環境を作り上げてそこで生きているので、さまざまな遺伝子の発現が妨げられることが多く、その一つが『愛着障害』です。哺乳動物がみな持っている愛着の遺伝子の発現が歪むのです。『愛着障害』とは一言でいうと「愛情関係のなかでの安らぎを感じる能力の未発達」です。その結果、愛情関係を求める⇓得られても不満足⇓別な対象を求めたり別な手段を求める⇓不満足、の流れとなります。性愛の世界の不安定や歪んだ生き方の基底に『愛着障害』があります。マスコミの話題になるスキャンダルの多くはそれです。精神科で「境界例」と呼ばれているものもそれです。本人は当然ですが、治療者にも家族にも大きな苦しみをもたらす病態です。

『愛着障害』を二種に分けておく方が便利です。『胎内期愛着障害』と「育児の愛着障害」です。

前者は子宮内環境が悪かったせいです。妊娠中の母親の心身の不調が原因です。後者は育児の失敗です。それぞれで病状と対処法が若干異なります。

『胎内期愛着障害』だけで「育児の愛着障害」のない人は「内なる空虚」を穴埋めしようとする努力の結果、成功者としての華やかな人生を築き上げることもありますが、その代り家庭生活が犠牲になり、温かみを欠いた空疎なものとなります。つまりその人の子どもは「育児の愛着障害」となります。「育児の愛着障害」の人は情緒不安定な人生となり、その子どもは特別の役割をします。それについては後述しますが、まず『胎内期愛着障害』への対処をお話しします。

❖『アー・アーの気功』

図11 - 1をごらんください。親指と人差し指でイメージの「鍼」をぶら下げているつもりにしてください。イメージの鍼ですから、指も腕全体もできるだけ脱力してください。それを自分の脳天にゆっくりと突き刺すように降ろしながら「マイナス一歳」と心のうちで呟いてください。何の抵抗もなく降りてゆくなら、『胎内期愛着障害』「な

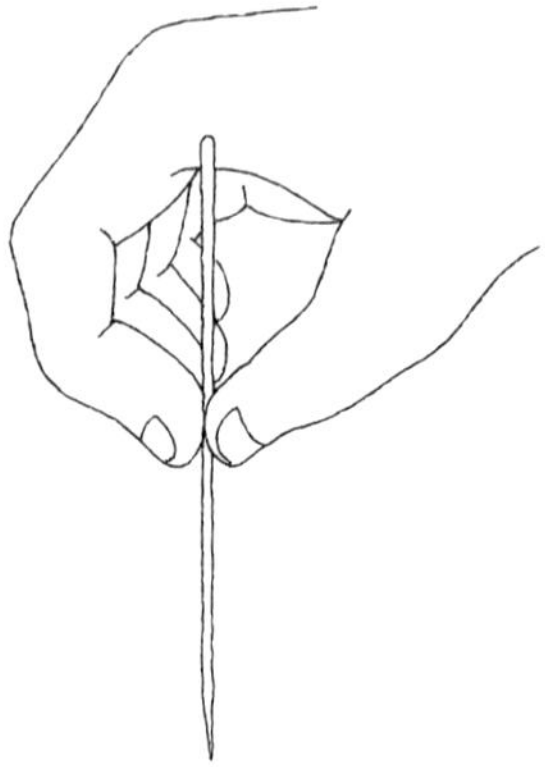

図 11-1　イメージの鍼

し」です。途中で停まるなら「あり」です。次に同じ動作を「ゼロ歳」と呟きながらしてください。「ゼロ歳」とは乳児期のことです。これで胎内でと乳児期初期でのそれぞれの愛着障害の診断の確定です。

自分についてできるようになったら、指も腕もイメージにします。それができると他の人についても診断できます。実際の人についてだけでなく、写真でも診断できます。過去の偉人たちの写真を相手に練習するのがお勧めです。『胎内期愛着障害』に由来する「内なる空虚」を何とかしようとするもがきは、優れた資質と努力とあいまって素晴らしい成果をもたらします。もし治療をうけていたら、偉人や有名人にならず、もっと平凡な「のんびりと・溶け合った」幸せな生涯、そして幸せな家族生活を送れたのかもしれないと連想します。

特に大切なのは、優れた心理治療者のなかに、『胎内期愛着障害』を秘めている人がしばしばいることです。成育史のなかで「生き辛さ」を感じたせいで心理治療者を目指した人は多いのです。修練の過程での『折り合いをつける』で「生き易さ」を獲得する人は多いのです。その人たちは『折り合いをつける』の先達者として優れた理論家・指導者となります。ところが、『胎内期愛着障害』への『折り合いをつける』手立てとして、理論家・指導者となったことがカプセルとなり「内なる空虚」を保持している場合は、他の分野での偉人や有名人と同じで「のんびりと・溶け合った」生き方ができませんから、生身での哺乳動物としての「抱え」ができ難くなります。しかも、同じような『胎内期愛着障害』を持ち、同じようなカプセルを欲しがる人々のグループができたりします。他方、精神療法の専門家との治療では癒されなかった人が素人の「抱え」によって癒される場合は少なくありません。自分の治療者と『折り合いをつける』のが難しい時は治療関係のどちらかに『胎内期愛着障害』があるのではないかと「イメージの鍼」を使った診断法を行って、泥沼の治療経過から離れる、すなわち、試しにその治療者から離れてみるのがコツです。

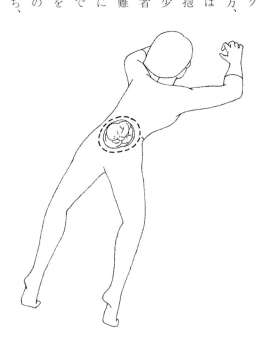

図 11-2　アー・アーの気功

『胎内期愛着障害』の治療法として考案したのが『アー・アーの気功』です。図11－2のようにうつ伏せになり、両腕・両脚で自分自身を「抱っこしている」イメージにします。まず、「お母さんのお腹の中にいたときの自分がいま自分のお腹の中にいる」、とイメージしてください。次に、その胎児の自分に、いたわりの気持ちを込めて、「アー」と呼びかけてください。それに応えて、胎児である自分が、「アー」と可愛らしく返事する。互いにアー・アーと呼び合うイメージを作ってください。実際に声を出さずに心の中でしてください。次に自分の舌をお母さんのオッパイを吸っているつもりでしゃぶってください。それをしながら、胎児とのアー・アーを続けてください。これは「ゼロ歳」つまり新生児・乳児期への気功です。

以上を一分か三十秒ほどしたのち、起き上がって外を見てください。視界が新鮮な味わいに変化しています。「イメージの鍼」で、良くなったことを確かめてください。あとは毎日、寝る前と起きがけに行いましょう。一月か二月で効果は定着しますが、診断法を使って自己診断をときおり行う習慣にしましょう。いったん脳に刻まれた歴史は完全に消滅するはずはないのです。あなたが胎内に居た頃のお母さんの心身の事情を訊いてみるのはお互いにとって有益です。

❖『母におんぶ』

動物園のコアラの人気の一つにおんぶの可愛さがあります。赤とんぼの歌の「負われて見たのォはァいつのォ日ィか……」の甘酸っぱいも同じ愛着の雰囲気です。「おんぶ」は純粋な愛着の関係場であり、『愛着障害』の気功治療になります。①最も直接的なのは、実の母の背中におんぶすることです。図11‐3のように、子どもが腰かけてお母さんの背中にピッタリ接した姿勢で、「マイナス一歳・ゼロ歳・一歳・二歳……」と二人で合唱のように声を合わせて呟きます。このとき接触しているおなかと背中の間に暖かい体温を感じることができると「溶け合い」の気分が生じます。子どもだけが『愛着障害』の場合は、子どもの

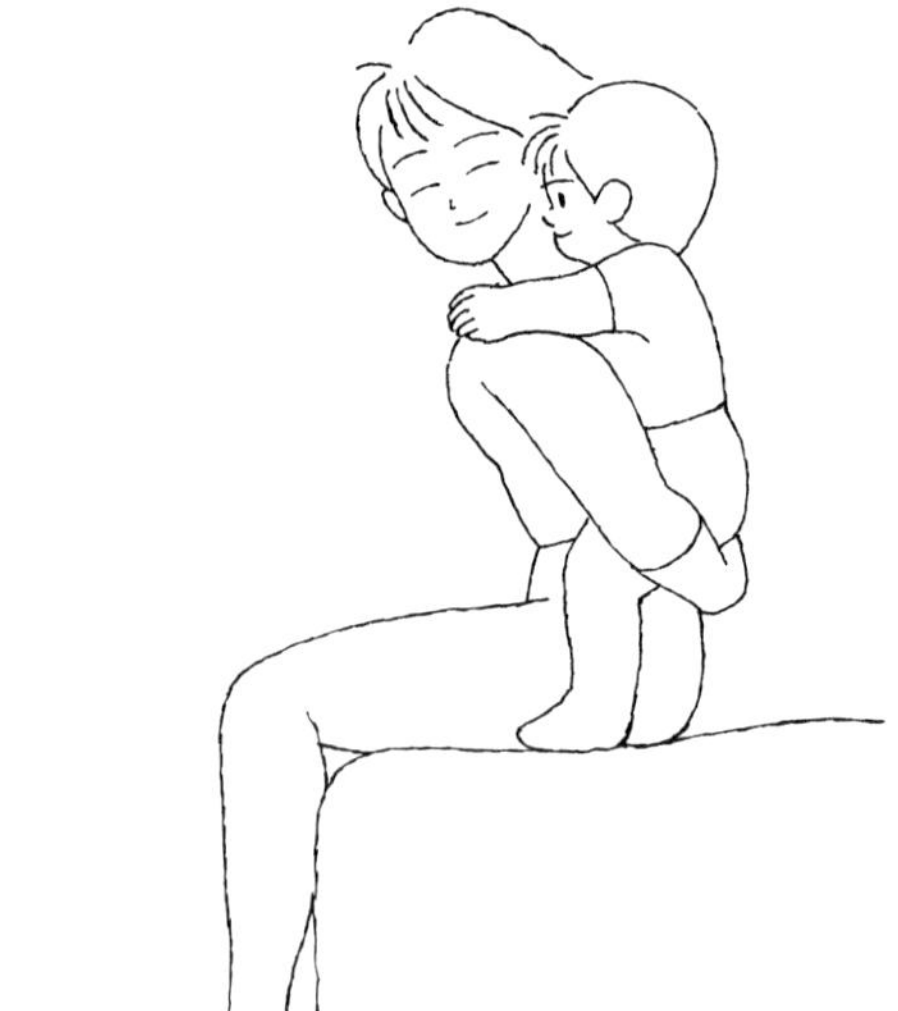

図 11-3 母におんぶ

実年齢まで数えますが、母にも『愛着障害』がある場合は、母の実年齢まで合唱します。これで、二人の『愛着障害』が同時に癒されます。特記すべきことは、実の母子で行う場合は、『胎内期愛着障害』までも癒されます。②他の人、たとえば父親や治療者やパートナーが母の役割をすることでも、両者の『愛着障害』が癒されます。③自分だけで『地球におんぶ』をして年齢を数えることも有効ですが、やはり、効果は薄いです。

〈付言〉①経験上『胎内期愛着障害』「授乳期の愛着障害」まで癒せるのは実の母と行う時だけです。「血の繋がりの神秘」を感じます。

②『愛着障害』を持つ女性が母となって、新生児のニーズに導かれて懸命に育児をすることで、母自身の『愛着障害』が癒されます。「みどり児の力」です。おんぶの場合と同じです。同じ効果は男性にも起ります。「イクメン」は自身の『愛着障害』の治療法です。

③乳幼児期のおんぶ体験が神経系に刻まれることは、一体化能力の基盤ですから、『退行』のための基盤です。近年、早期の抱っこ帯が流行していることを危惧します。随時『退行』を活用できることが「挫けても再起する」粘りある人格の核だからです。せめて二歳まではおんぶ帯を使ってほしいと思います。

第十二章　『フィードバック』

泡の小部分に生じた歪みを泡の全体に伝えて、保つ力を発動させる泡の構造、の生物進化の発展形として、生命に備わっているのが、『フィードバック・システム』です。つまり、フィードバック・システムは「いのち」の働きそのものなのです。ただし、いのちの本質としての『フィードバック・システム』は無意識界の現象です。意識界での『フィードバック』はフラクタル構造を介して、無意識界の本質を応援し寄り添うという養生法です。

❖注意を向ける

第二章でお話した「感じる」は歪みの有無を感知しているのですから、『フィードバック・システム』の先端部分を意識化しているわけです。そこに注意を向け続けると『フィードバック・システム』の補助となります。痛み止めの薬を使わずに、痛みの感覚に注意を集中し続けると治りが早い、という説もあります。痛いところに手掌を当てて、その痛みの感覚を身体に戻してみるフィードバックもあります。上座部仏教の瞑想やマインドフルネス認知療法の瞑想は、からだや心の苦しみに注意を向け続けてついには苦しみと融け合って一体化することを目指します。『フィードバック・システム』活性法の極致でしょう。

瞑想のように自分の内部で注意を凝らすのには熟練が要ります。いちど外に出して、それへ注意を向けるのは熟練が要りません。手軽なものでは、鏡の利用があります。鏡の前で百面相をするとか、鏡に映る自分へ語りかけたり、愚痴ったり、励ましたりするのも良いでしょう。中村天風師は鏡の中の自分を叱咤激励するのを勧めておられます。叱咤激励向きの資質すなわちそうした自然治癒力のシステムをすでに備えている人には最適でしょう。多くの人では慰めのコトバを伝えるのが向いています。また、いろいろな難病に「笑いの治癒力」ということが言われ、免疫力を強めると言われています。と言っても、一人笑いは変ですし、やりにくいです。笑う表情を鏡の前でするのは簡単ですし、それだけでも、何か効果があるようです。少なくとも日常生活で「笑う」がしやすくなります。『和顔愛語』を参照してください。

絵や文章を書いて、後で眺めたり読み返すのもいいでしょう。芸術にはその効果があり「芸術療法」という分野もあります。文章を使うフィードバックには「十年日記」を使うのが便利です。数年前の同じ日付の記載を読み返すのは、チョットしたタイムマシーンです。

〈付言〉心理療法で「事実直面」と呼ばれている治療手順は、『フィードバック・システム』を使って自然治癒力を鼓舞する作用があるのかもしれません。もしそうなら、助言などせずに記憶や感情を一緒に味わってくれる治療者が最も自然治癒力に添った治療をしてくれているのかもしれません。さらには、状況における心身の気分を「フィールする」ことを核心にする「フォーカシング」という心理療法の手技は、「ハンドルを付ける」という後半の手順は不要で、「フィールする」だけで『フィードバック・システム』を介しての治療になっているのかもしれません。患者の言葉を忠実にオウム返しする心理療法があると聞きました。「現象学」に根ざしているそうですが、多くの心理療法が「洗脳術」になっていることへの反省に由来する、誠実な技法ではありましょう。

❖ 体からこころへ

ヨーガや、坐禅や、断食や、スポーツや、山歩きや、サウナや、その他さまざまな健康法があります。その多くは体からいのちへ働きかけるものです。筋肉運動が極端に少なくなってしまっている現代人に、動物としての本来の生活を蘇らせてバランスを回復する活動です。ですから、これを行っている最中や行ったあと、「いのち丸ごと」が受けている直接の影響に注意を向けてください。

「懐かしい」あるいは「新鮮だ」などの気分が生じ、それが「気持ちがいい」ならば養生になっているのであり、体外に生じた結果すなわち、勝敗・記録・達成感・上達の喜び・連帯感などに注意が向いていると、それが二次的に「気持ちがいい」を生んでも、養生とは逆の活動に変質しているかもしれないのです。「運動は体に悪い」は、そのような事態が多いからです。「健康のためなら死んでもいい」というブラックジョークもあります。

❖『自分の声を脳に入れる』

オウム返しよりももっと純粋なのは、自身の声のフィードバックです。音という生理的領域までもフィードバックされるからです。図12‐1のように、両掌で耳たぶを補強して、自分の声が充分、耳に入るようにして、いろいろ声を出したり、独り言を言ったり愚痴ったり、歌を歌ったりするのがよいようです。図12‐2のように新聞紙を反射板にして音読するのもいいでしょう。風呂場や便所や自家用車のような、反響壁のあるところで歌を歌うのもいいでしょう。『センサーとしてのからだ』や『指テスト』で、体が喜んでいるのを確かめましょう。

〈熟練〉生体からの声が身体の内側へ直接伝わり、骨格全体を振動させるように工夫すると、「倍音」が出るようになります。読経やホーミーやグレゴリオ聖歌などの音です。

❖布団に潜る

寝るときに、頭から毛布をかぶって眠ると、呼気を吸ったり、汗の匂いを吸ったり、脳天から

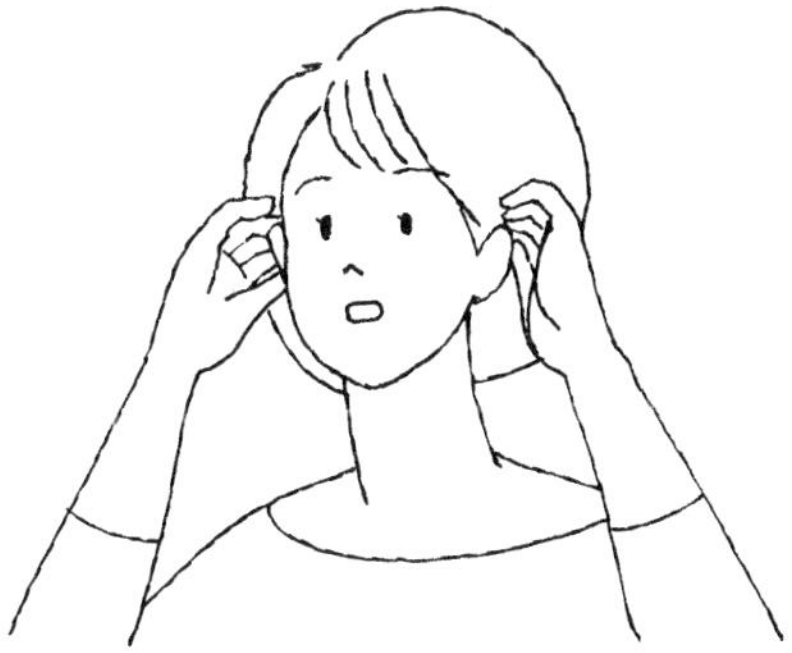

図 12-1 自分の声を脳に入れる①

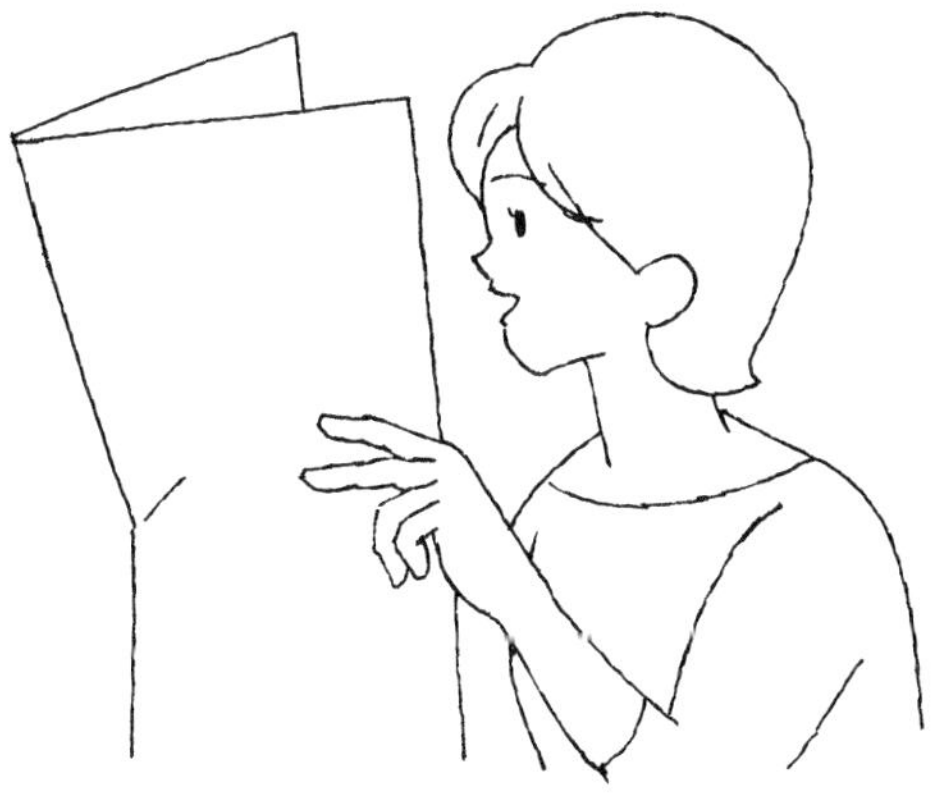

図 12-2 自分の声を脳に入れる②

の熱気を吸ったり、たまにはオナラや歯ぎしりや寝言を再び身体に戻したり、とても豊かなフィードバックになるのではないかと思い、患者さんたちに訊いてみました。ところがすでに多くの患者さんが、布団を頭からかぶって寝るのを習慣にしておられました。

皆さんも一度、試してみて、翌朝、目覚めたときの気分で確かめてみてください。

❖「ホメオパシー」

日本語訳は「同種療法」です。病気が何であれ、「その症状と同じ症状を健康人に引き起こす物質」が治療力をもっているという考え方です。症状は、病気を治そうとする自然治癒力の表れだからそれを賦活することで治療を促進しようとするのです。つまり、自然のフィードバックを模して強力化したものです。この考えの源は古く、ヒポクラテス(紀元前五世紀)にまでさかのぼります。それを今から二百年ほど前に、ハーネマン(一七五五〜一八四三)という人が再発見したのです。それ以来、多くの経験が積み上げられて、治療体系となっています。ホメオパシーでは発熱や下痢や鼻水や咳などを、すべて体内の病毒を押し出そうとする健康な働きだと考えます。この考えは、日本を含めた世界中のさまざまな健康法と共通する考え方です。

症状は健康回復の活動なのだから、それを止めようとする現代医療はすべて一時抑え、臭いものに蓋をする結果になり、根本的な健康からはかえって遠ざかるのだと主張し、現代医学を「ア

第12章 『フィードバック』

ロパシー……逆症療法」と呼んでいます。

このように、これまでの医学の常識と正反対なので、奇妙な考えの一派だと見なされてきましたが、通常の医療でまったく治らなかった人に、すばらしい効果が現れる実例が積み上げられ、さらには、さまざまな慢性的の病気に対する現代医療の限界が明らかになってきたことから、最近、多くの代替医療（補完医療ともいわれます）の一つとして、支持が広がってきました。

ボクは「養生」という考えとホメオパシーの考えが、基本のところで共通しているので、日々の診療の中にホメオパシーを取り入れるようになりました。

ホメオパシーにはもう一つ、常識では考えにくい原則があります。それは健康人に同じ症状を発生させる物質が見つかったら、それを元種として、それをどんどん希釈してゆきます。たとえば一、〇〇〇、〇〇〇、〇〇〇、〇〇〇、〇〇〇、〇〇〇、〇〇〇、〇〇〇、〇〇〇、〇〇〇、〇〇〇、〇〇〇、〇〇〇、〇〇〇、〇〇〇、〇〇〇分の一というような極端な希釈をします。ですから、希釈した溶液の中には、元種としての物質は一分子も残っていません。さらに驚くのは、希釈すればするほど作用が強力になるという、これまた常識とは逆のような原則があります。この原則は、何らかの考えから出てきたのではなく、経験からの事実であり、二百年の間、現場で証明され続けています。

ホメオパシーでは、この現象を、元種となる物質そのものではなく、その物質の雰囲気あるいは波動のようなものが溶液に移り、それが作用力をもつのだろうと考えています。ボクは、希釈すればするほど生体にとっての自然なフィードバックに近似してくるからだと推測しています。そう考えると、病の状態ではしばしば、生来の『フィードバック・システム』が働きにくくなっており、そのことは、歪みに「馴染む」という新たな自然治癒力『折り合いをつける』の悲しい成果であり、不健康の基盤には「慢性化」という「歪んだ安定」が普遍しているのではないかと連想しています。

❖ からだに訊くダイエット

『センサーとしてのからだ』を習熟している方は、これをダイエットに使うことができます。肥満の人は腹部の脂肪が過多で太鼓腹のいわゆるメタボ体型です。食べ物を腹部に近づけて判定すると、カロリーの高いものや炭水化物では『センサーとしてのからだ』が「気持ちが悪い」と反応します。この『からだに訊くダイエット』の最大の長所は、頭で「美味しそうだ・食べたいなあ」と思った食品を『からだに訊くダイエット』で判定して「気持ちが悪い」と判定された瞬間に「美味しそうだ・食べたいなあ」の欲求の強さが激減することです。これはからだから脳やこころへ向けての『フィードバック』です。このフィードバックはさまざまな「嗜癖」行動からの離脱に応用できそうです。「食べ過ぎ」も「嗜癖」でしょう。

❖自分史を作る

さきにお話ししましたように、心理療法の「事実直面」という作用の部分には『フィードバック』の作用がありますから、一人で過去を振り返って味わうことは養生に役立ちます。

初老期になると、過去を振り返りたくなるのが人の常です。同窓会はその機能を果たしています。近頃は初老期の人向けに「自分史の本」がいろいろ出版されていますから、気に入ったものを選んでみましょう。一種のノートになっていて、大抵は一年に数ページを割り当て、その年の重大ニュースを紹介して記憶を刺激する構成です。それへ、自分の誕生からいままでの、思い出すエピソードを書き込んでゆきます。それをしてみると、あちこちに、思い出の多い時期と空白の時期とがあることが分かります。

思い出の多い時期は、自分の人生の中身の濃い時代であることはもちろんです。ところが、思い出が空白の時代のほうは、中身の薄い時代であるとは言い切れません。「忘れてしまいたい、苦しく・悲しい思い出」「自分の人生の、空虚ともだえと我慢がいっぱいの時代」という意味で、逆の中身の濃い時代、つまり、いまの病気を作り上げた、原因を含む時期であるかもしれないのです。ですから、その時期の思い出を引き出してつかむと、病気のなりたちについてのヒントが得られることが多いのです。それよりも、自然治癒力の作用を賦活する『フィードバック』の作用があるはずです。アルバムの写真を見たり、母校の校庭を歩いてみたりして、空白の時代の思い出を引き出そうとしてみましょう。

自分なりの思い出がでそろったら、親兄弟に問うて、その人々の記憶と自分の記憶とを突き合わせてみましょう。ずいぶん違っているのでビックリすることもあるでしょう。そこから、自分の歴史の意味づけが変わったりします。この意味づけの変更や新たな意味の創生は、自分史作りの重要な機能です。ですから、はじめの記入に当たっては、意味づけや感想や解釈を除いて、エピソードの事実をそのまま淡々と書いてゆくように心がけましょう。

そして、自分史ノートを眺めたり、もういちど思い出を噛みしめたりしながら、いつも味わっておきましょう。そうすると、次第に、思い出に、味・気分・雰囲気がつけ加わってきます。「あのときわたしは」と、その年齢に戻った気持ちになってみましょう。だんだんと、あなたの過去の人生が確かにつかめ、いまに引き寄せることができる気分になります。気分の記憶の糸をたぐってみましょう。空白が埋まってきてそこにも味・気分・雰囲気が生まれてきたら、どの時代の体験や気分へもパッと戻れるようになります。一瞬にして過去へ遡ることができるのです。そうなると、いま何かの状況に触れたとき、「あっ、これはあの幼いときの、あの気分と同じだ」と気づくことが起こるようになります。

いまの自分が昔にも居たし、昔の自分の一部がいまも失われずにここに居る、とハッキリすると、「時代を超えてきて、いまも在る自分」がハッキリしてきます。

歴史の流れを貫く自分がハッキリすると、いま・ここでの自分らしい決断や選択がしやすくなります。自分らしくないことを、しかたなく選択した場合には、「これは、イヤだけど、しかたなく選んだんだ」とハッキリしています。つまり、「自分がある」わけです。これも『フィードバック』の効果です。

〈付言〉この作業は『フラッシュバック』を誘発しますから、『指いい子』『円盤の気功』を併用することを定式にするようお勧めします。

❖川の流れのように

知らず知らず　歩いて来た
細く長いこの道
振り返れば　遥か遠く
故郷（ふるさと）が見える
でこぼこ道や　曲がりくねった道
地図さえない　それもまた人生
ああ　川の流れのように　ゆるやかに
いくつも　時代は過ぎて

ああ　川の流れのように　とめどなく
空が黄昏に　染まるだけ

生きることは　旅すること
終わりのない　この道
愛する人　そばに連れて
夢　探しながら
雨に降られて　ぬかるんだ道でも
いつかはまた　晴れる日が来るから
ああ　川の流れのように　おだやかに
この身をまかせていたい
ああ　川の流れのように　移りゆく
季節　雪どけを待ちながら

ああ　川の流れのように　おだやかに
この身をまかせていたい
ああ　川の流れのように　いつまでも
青いせせらぎを　聞きながら

作詩 秋元康　作曲 見岳章　歌 美空ひばり

皆さんがよくごぞんじの、美空ひばりの歌です。この歌詞をよく味わってみてください。ここに、皆さんが自分の過去を振り返り、まとめ、そして未来を目指す際のコツがあります。

皆さんが、自分のたどってきた過去を振り返ったとき、いろいろな思い出が浮かんできます。ただ、それらの思い出は、それぞれ一つずつのエピソードです。振り返って眺める過去は、バラバラの情景が並んだようになっています。このままでは、養生に役立つ力が弱いのです。養生に役立つには、バラバラの情景が、『川の流れ』のように切れ目なくつながっていることが大切です。そのとき、川の水とは、それぞれの情景にまつわる気分であり、なにより、その場面・場面を生きたそのときどきの自分の気持ちです。希望や失望や怒りや悲しみや喜びや頑張りです。それぞれのエピソードに気持ちがしみ込んでいくと、気持ちには動く力がありますからバラバラのエピソードをつないで、川が流れるようになります。

このようにして気持ちの流れが描けることがなぜ療養に役立つかといいますと、それは、「自分」がハッキリするからです。

わたくしたちが自分をハッキリさせる方法は二つです。一つは、第二章でお話しして、この本のあちこちに出てくる『気持ちがいい』をつかむことです。「気持ちがいい」と「気持ちが悪い」とがハッキリすると、そのとき・その場での自分がハッキリします。

もう一つが、ここでお話しする「気持ちの流れ」をつかむことです。過去から現在まで流れてきている自分の人生の「気持ちの流れ」をつかむことができると、その流れを未来へどのように向けていくかを思い描くこともできるようになります。それが描けると「自分の人生」「生きていくわたし」の感じがハッキリします。「自分」がハッキリしたのです。

では、流れを描いてゆくやり方をお話しします。歌の二番は、未来へのヒントです。まず、人生は旅と同じです。飛行機や特急列車での旅は目的地に早く着きますが、中身は味気の薄いものになります。各駅停車で途中下車したり、歩いたり、自転車の旅や川を船で下るなどの旅は豊かな体験に満ちたものになります。エスカレーターに乗ったような、秀才の出世人生は貧しいとも言えます。

道で迷う体験は、最も中身の濃い、豊かな体験です。なぜなら、自分にとって未知であった、未開発の自分の能力を発見・開発するチャンスだからです。ちなみに、最終的に充実した大きな人生に到達した人々は、例外なく、人生の迷い道の体験をもっています。それなしで大成した人はいません。

そして、人生では愛することが不可欠です。不可欠なのは、愛されることではありません、愛することなのです。そして、愛する相手は、人でなくてもいいのです。生き物でなくてもいいのです。星空を愛して人生を送っても、充実した人生になるのです。神仏を愛しそれを支えに確かな生涯を送った人々は、歴史上にたくさん知られています。わたくしたちは何かを愛しているときに、自分の人生を生きているのです。

そして、夢をもちましょう。どんなときにも、夢は必要なのです。夢が人を力づけるのです。ですから、夢は死んでゆくときにさえも必要なのです。「もういちど生まれてくるときには、〇〇のように生まれて、〇〇のような生き方をしたい」「天国でお母さんを待っているからね」と言って死んでゆく難病の児童などはその例です。

なかなか夢を思いつかない人は、次のようにしてみましょう。もし、神様が現れて、なんでも三つだけ願いを聞きとどけてあげようとおっしゃったら、わたしはどんな三つのお願いをするかなと考えてみましょう。そうすると、自分のうちにある夢が分かるものです。「幽霊になって恨みを晴らす」だって、夢の一種です。

以上のようにして、自分をハッキリつかんで、愛と夢とをもって旅をしていても、人生の旅はいろいろな偶然によって、思ってもみない方向に進みます。皆さんが病気になったのも、思ってもみなかった偶然です。人の力ではどうしようもない偶然がたくさんあります。それによって川は曲がりくねるのです。そのとき、あせったり・恨んだり・怒ったりの気持ちが起こるのは自然なことです。そうした気持ちも自分の一部だと受け入れて、さまざまな思いと一緒に、川の流れに身をまかす「こころ」のもちようも大切です。運命を受け入れる、そのような心境でいると、川辺のすみれの花が目に入ったり、せせらぎの響きが耳に入ったりする、ささやかな幸せが、必ずあるのです。そうしたこころのもちようが脳を含めたあなたの心身の養生となります。

❖『退　行』

第一章でお話しましたように、『退行』の効用は『フィードバック』をしやすくすることです。ですから、どのような『フィードバック』を行う際も『退行』の雰囲気がまといつくようにしましょう。コツのコツです。

生物としての進化の逆行であり、人類としての文化発展の逆行であり、個人としての成長の逆行であり、学習経過の逆行であり、一度退却して態勢を立て直す試みなのです。

第十三章　『フィードバック』以外の養生の工夫

❖『焼酎風呂』

「リストカット」は「邪気」を排泄する治療法だと考えて、より害の少ない方法として「アルコール綿花」で手首・足首を拭くという方法を工夫しました。それをヒントに全身から邪気を排出する方法として、焼酎風呂（蒸留酒ならなんでもいい）を考案しました。手軽で・女価で・即座に効果を実感できます。

ぬるめの風呂に蒸留酒をお猪口一杯（数cc）入れてください。愛用している他の入浴剤と併用してもかまいません。そこにジーッと五分ぐらい漬かるだけです。二十数を数えるくらいの短時間でいいですから、顔だけ出して頭もつけてください。顔も数回洗ってください。

普通に入浴した後、シャワーで流したりせずに、焼酎の粒子が皮膚についたまま体を拭いてください。その瞬間、世の中が明るくなったように感じ、頭が「気持ちがいい」はずです。入浴ができない寝たきりの人を清拭してあげるときにも、焼酎を少々垂らしたお湯で拭いてあげましょう。シャワーだけで入浴しない人は、頭と上半身に焼酎を噴霧してからシャワーを浴びるのでもまあまあの効果はあります。

焼酎の粒子がついていると、入浴後も皮膚から邪気を排出する働きが続きます。排出された邪気は衣類やシーツに吸い取られますから、洗濯のときに洗剤とお猪口一杯の焼酎を入れて洗ってください。乾いて取り込んだときの衣類は、すばらしい気を発しているでしょう。

〈付言〉①焼酎風呂は皮膚に溜まった邪気を溶かし出す方法です。これまでに紹介した、すべての気功法は、体の深部にある邪気を溶かし出します。溶けた「邪気」は多くの毒物と同じで、体表へ捨てられます。それを『焼酎風呂』で体外にだすのです。ですから、それらの気功を焼酎風呂の前や風呂の中でするると効果抜群です。ことに『雑念散歩』『人生の気功』『先祖の気功』『アー・アーの気功』『円盤の気功』が向いています。

②アルコールにアレルギーのある人は、念のため足湯に数滴の焼酎を垂らして試してみてください。乾燥肌の人は醸造酢を焼酎と同量加えると肌への影響が緩和されます。消毒用エタノールは肌に厳しいようです。他のアルコール飲料も試してみましたが、日本酒やワインは化学物質が入っており、良くないようです。純米酒は最適ですが湯のみ半分ぐらい必要です。安価で純粋なのは芋焼酎だと思います。

③焼酎風呂をしていると飲む酒の量が半分ほどに減ります。そのことから飲酒には消化器を通し

て邪気を排出する効果もあることが推察されます。

④かけ流しの温泉に日常的に入れる人は、それでもいいです。というよりも、効果の点では『焼酎風呂』は天然温泉の代用だと言えると思います。

❖『消毒用エタノール噴霧』

洗濯のできない衣類や身の回り品にも邪気が溜まります。霧吹き器を使って『消毒用エタノール噴霧』をすると、邪気が取れます。特に重要なのは靴です。日常使い慣れている靴の内側には、足裏から排出された邪気が溢れています。試みに片方だけに『消毒用エタノール噴霧』をしてみてください。一見して「気」が良くなっているのがわかります。布団、畳、部屋の壁、車の内部全体、その他の小物など、『センサーとしてのからだ』や『舌トントン』で邪気を察知したら噴霧してください。

〈付言〉①最も邪気が溜まるのは病院の診察室や処置室です。たくさんの患者の苦しみが邪気となってベッドや椅子や床や天井まで染み込みます。ボクの診察室は毎日『消毒用エタノール噴霧』をします。陪席の人や患者さんが「空気が爽やかになった」と言われます。

②以前流行した『樹液シート』という健康法がいまもインターネットで紹介されていて、商品があります。これも同じ効果なのかもしれません。『グラウンディング』のところを参照してください。

❖アロマセラピー

花の香りを中心にした健康法の体系です。五感のうち、現代人の生活の中で見失われがちな嗅覚を通して、心身の調整を図るこの活動は、健康人の養生を含め、ほとんどすべての人に有益です。専門家の助言で行うなら、精神科での治療と並行しても、有益・無害です。すでに体系化され、都会なら専門店があります。協会に認定された専門家もいて相談できます。ただし、専門店にはサンプルが置いてありますので、『8の字センサー』を使って選択すると、自分自身にとっては、専門家より確かな選択ができ信頼できます。

❖バッチ・フラワー・レメディー

ほとんどのアロマセラピーのお店に、バッチ・フラワー・レメディーは売っています。インターネットで買うこともできます。『舌トントン』『入江フィンガーテスト』『センサーとしてのからだ』を使って、今の自分に相性のいい品を選びましょう。

この治療を創成したエドワード・バッチ博士（一八八六〜一九三六）は、すべての治療は心身治療であり、魂による自力治療であると考えたようです。その結果、専門家という名の治療者と素人という名の被治療者、という社会構造自体が非健康的だと感じて、病む人が自分で自分を治療できる方法を作ろうとました。ですから、バッチ・フラワー・レメディーの手引書にはレメディーの作り方も紹介されています。正式なレメディーは三十八種類ですが、自分で自分用に新しいレメディーを発明することも可能なのです。バッチ博士は英国で手に入る花しかご存知なかったはずですから。

ボクはいのちへの信頼を中核に置く博士の姿勢に感銘します。バッチ博士と同じ結論に到達されたのが野口整体の野口晴哉師、そして操体法の橋本敬三先生です。このお三方が養生法を探究するわたくしにとっての、導きの師です。

❖ 電磁波防御

現代人にとくに注意を喚起しておかねばならないのは、電磁波公害です。生活の場にあふれている電磁波が心身不調の原因になっています。なかなか良くならない心身の不調の場合、電磁波防御を試みてみましょう。

まず注意すべきは高圧電流です。高圧線・電柱に取り付けられている変圧器・電車の架線が三悪です。指差して指テストをするとハッキリします。次は生活の身の回りにある電気器具です。テレビ・調理器具・電気絨毯・電気毛布・パソコン・スマホ・耳穴に埋め込むタイプの補聴器など『指テスト』や『舌トントン』『センサーとしてのからだ』で判定してみましょう。あなたの不調の一因かもしれません。

「気持ちが悪い」とハッキリしても、遠ざけることが不可能な場合がほとんどです。有効な防止グッズが発明されるのを待つしかありませんが、ボクが発見したとりあえずの防止グッズはチタン製品です。チタンを練り込んだテープを、電磁波の来る方向の壁や窓に貼ったり、器具自体に貼り付けたり、チタンを練り込んだ衣類を着たりするとある程度の防御機能があり、心身の落ち着きが得られます。『指テスト』や『舌トントン』を大活躍させて防御網を作ってください。してみて気づいたのは、隙間なく『チタンテープ』を貼らなくても防御できることです。そのことから、チタンは電磁波を受けると逆位相の電磁波を発射して互いに打ち消し合うのであろうと想像します。いずれにしてもいまのところこの方法しか知りません。ほとんどの都会には「ファイテンショップ」というチェーン店がありチタンの製品が売られています。インターネットで検索してください。

電磁波の害を感じる人は発達障害を含めた敏感な人です。ところが、『指テスト』や「Oリング・テスト」で確かめてみると、害を感じていない人も、身体は『気持ちが悪い』と感じていますので、感じないままで生活し続けている人々の健康の、将来が案じられてなりません。この本は、『気持ちが悪い』に気付かない、そんな人々を思い描きながら書いたのです。第一章・第二章を読んでください。

❖『グラウンディング』

「地に足が着いていない」という言葉があります。その語源は知りませんが、現代人の在りようを的確に表しているようです。それに対処する方法でしょうか、『グラウンディング』という瞑想法のようなものがインターネット上に見つかります。そこでの主張は「なるほど」と思えますが、『センサーとしてのからだ』で見るとボクには『気持ちがいい』とならないので敬遠しています。相性のいい方は試されると良いかもしれません。しかし、起源となっている「地球につながる」体験はお勧めです。まず何より、波打ち際を裸足で歩いて見てください。誰でも『気持ちがいい』はずです。恐らく常に海水で洗われている大地だからでしょう。似たものに「農薬で汚染されていない畑」「きれいな川」「自噴の温泉」などがあります。それらの作用はボクには不明ですが、『気持ちがいい』ことは確かです。体内の老廃物を排出するという効果なら、『焼酎風呂』や『樹液シート』も同じ作用かもしれませんし、静電気の除去ならばアースですから、ゴム底の靴を下駄などに履き替える方法がありましょう。いずれにしろ、語源そのまんまの、裸足で大地を歩く、原始人から昭和まで続いていた生活習慣が健康法だということになりましょう。

第十四章　こころの養生法

この本は『心身不二』の基本姿勢で書いていますから、ちょっと見には体の養生法に偏っているように見えますが、体をイメージしていても、『気持ちがいい』『気持ちが悪い』を物差しにしていることで分かるように、心身の養生法なのです。ですが、こころをイメージしての養生法を二つだけお話しします。もちろん二つとも心身不二の養生ではあります。

❖『思いを遣る』

通常使われる「思い遣り」よりも広く、空想も含めて「より深く理解する」という意味です。「嫌な、腹立たしい、好みに合わない、憎むべき、」などの陰性の感情が起こる事柄や対象を「やむを得ない、当然の、事柄だ」と受け取ろうとする努力です。諦めや、同情や、悲しみや、感謝や、連帯の感情が湧いてくる姿勢と作業です。これを続けると、自分のなかに優しい気持ちが湧いてきます。その結果『和顔愛語』が努力なしにできるようになります。自分の外の出来事や対象だけでなく、自分自身にもこの姿勢と作業を向けることができます。さらには自分の体の器官それぞれにも『思いを遣る』をしましょう。食べ過ぎたときに懸命に頑張る消化器系や、動きに際しての筋肉・神経系や、勉強を頑張っている脳や、などなどです。『思いを遣る』ことで労りの気持ちが生じると、酷使するような生活習慣が改まります。心身全体が互いに『折り合いをつけて生きる』養生の完成です。自他に優しい柔和な人生への道です。

〈付言〉『思いを遣る』活動は時空を超えますから、機能としてはタイムマシーンと同じです。日々行うことにより、タイムマシーンと同様の作業ができるようになるような気がします。お試しください。

❖『雑念散歩』

ボクは学生時代に「精神分析」に興味を持ったことがきっかけで精神科医になりましたので、これまで半世紀を越えて、精神分析の視点で治療をしてきました。最近、精神分析は、治療法としての有効性が科学的に否定されて、現場では下火になっています。ボクは永年の経験から、それは当然だと考えます。精神分析の作業の中核は「自由連想法」だと考えるからです。自由連想法とは、ともかく自由に連想しようと努力する作業です。そしてそれは不可能なのです。連想は必ず不自由になります。不自由になることで「捉われ」が浮き出てきます。それはすべて『折り合いをつける』ことを続けてきた人生の成果・習慣・癖・澱なのです。それらが「捉われ」とラベルされて異物視されるので、「具合が悪くなる」ことが必須です。そこからより良い『折り合いをつける』を模索するのが精神分析治療ですから、「もっと自由に・もっと・もっと」という欲張りな、どこか芸術に似た作業なのです。とりあえず現時点での生活に役立つ、新しい『折り合いをつける』治療にはならないのです。

そこでボクは、連想芸術として『雑念散歩』という方法を考案しました。打ち明けるとこれはボクの座禅体験の延長であり、近年流行りのマインドフルネスにも似ています。違うところは、指導者なしに勝手に気が向いたときに行うという「気ままさ」です。気分としては「暇つぶし」です。具体的な方法をお話しします

いつでもどこでも「暇つぶし」的にすればいいのですが、何か単純な動作をしているときがしやすいです。散歩のとき、座席に座っているとき、寝転んでいるときなどです。文字通り、湧いてくる「雑念」に注意を向けるだけです。次々に移りゆく「雑念」を車窓に流れる風景を眺めるように意識しています。その間は自由です。それは長続きしません。堂々巡りになったり。結論に到達したりします。そうなったら、すなわち自由でなくなったら「で?」と自問してみましょう。それで、新たな雑念の流れが蘇ります。どうしても「で?」の効果がない時は終了です。絵描きが落書きをしている気分、があると快調ということです。楽しいです。

〈付言〉①『円盤の気功』ができる人で熟練した人は、『気が主導』での『円盤の気功』を『雑念散歩』と組み合わせると効果抜群です。

②『雑念散歩』で何かのアイデアや成果を得ようとしないことをお勧めします。『雑念散歩』は無意識界をほぐす作業ですから、その成果は「心身の活き活き」であり、「心身の活き活き」が二次的に健康をもたらすのです。「自在」の感覚です。

第十五章　症状の中に自然治癒力の働きを見つける

あなたは、お酒を飲みすぎてムカムカして吐いてしまったことがありますか。自分で体験していなくても、そうなっている人を見たことは多いでしょう。あれは、アルコールの急性中毒の症状です。そして、ムカムカするのは、飲みすぎていることを体が教えているのです。そして、吐くのは、胃の中にあってまだ体内に吸収されてはいないお酒を外に捨てる働きです。ともに、アルコールの急性中毒をなんとかしようとする体の働きです。このように、いのちは、よくない状態から回復するためのいろいろな方法を、自然にもっているのです。これが自然治癒力です。病気のときには、必ず自然治癒力が働きます。いのちが病気をなんとかしようとするからです。ですから、病気の「症状」はすべて、いのちがよくない状態になっていることを教える働きと、回復しようとする自然治癒力の働きとをどこかに含んでいるのです。そこに注目すると、症状や病状の中から自然治癒力の働きの部分が見つかります。そして、それに協力するのが養生のコツだということになります。

ところが、実際にこのコツを実行してみようとすると、はじめに考えたほどに簡単ではありません。その理由は四点です。

まず第一に、症状は不快であるという点です。症状を消したり軽くしたりするほうが「気持ちがいい」のです。ですから熱が出ると注射で熱を下げたり、痛みには鎮痛剤を飲んだりするのです。

第二は、症状が生活の妨げになるという点です。また、熱が出て食欲がないので食事をしないと、体が弱ることもあります。生活のためには、吐き気を薬で抑えて出勤しなければならないことも多いでしょう。

第三には、自然治癒力の作用は、少し遅れて始まり、少し遅れて終了するという点です。ですから、もう胃の中がカラッポになっても、ムカムカ感や吐く動作は続くのです。そのときにはもう、吐く動作の用はすんでいるわけですから、止めたほうが都合がよいわけです。

最後に第四点として、症状の中にある自然治癒力の働きについては、医学の世界でまだまだ新しい発見が続いているという点です。いま行われている症状を止める治療が自然治癒力を邪魔していることが分かってくるかもしれません。たとえば、風邪で高い熱が出ると、いままでは、解熱剤の注射をするのが普通の治療でしたが、高い熱があると風邪ウイルスをやっつける物質の体内生産が増えて、その結果風邪が早く治ることが発見されて、できるだけ解熱剤の注射をしないのが常識になってきています。しかし、それでも、第一点、第二点、第三点の事情は残るわけですから、あなたが風邪を引いたときに解熱剤の注射をしてもらうかどうかは、なかなか単純には決められないわけです。治療の場合は、お医者さんとよく相談した上で、どうするかを決めることになります。

養生の場合は、どうするかを自分一人で選んで決めなくてはなりません。そのときに、いちばん頼りになるのは「気持ちがいい」という心身の感覚です。ですからこの本の第二章で、「気持ちがいい」という感覚を育てることを、養生にとっていちばん大切な訓練だとお話ししたのです。

たとえば、吐いている最中や、吐いた直後に、やや「気持ちがいい」ならば、吐くのを続けるのがよいのです。吐くものがないなら、少量の食塩を加えた白湯など飲んで、吐く内容物を作ってまた吐くのも一つの工夫です。また、熱があるときに頭や首筋を冷やしたりしますが、冷やして「気持ちがいい」なら冷やすのが正しいし、高い熱があってもガタガタ震えているときなど、氷枕を嫌います。そのときは布団をたくさん着せるのが正しいのです。とくに首筋を温めると気持ちもよく、治りも早いことが多いのです。先にお話ししました解熱剤の注射の場合も、注射で熱が下がってスッキリした気分になるなら、熱は、もう仕事の終わってしまっている自然治癒力の残り滓だったわけで、注射したのは正しい選択だったのです。熱が下がったあとに、けだるさが残るようなら、注射で熱を下げたせいで自然治癒力を駄目にしてしまったのかもしれないのです。

表に現れてくる自然治癒力の働きは、感覚の分野と運動の分野とに分けて考えるとよいでしょう。ムカムカするのは感覚の分野です。もうこれ以上お酒を飲みたくない、という気分です。ストップのサインです。『センサーとしてのからだ』はそれの修練です。吐くのは運動の分野です。悪いものを体から排除する働きです。下痢する人もいます。感覚分野の働きと運動分野の働きとの両方がいろいろな場合に現れます。しかも、心身の状態が良くないとき、参ってしまっているときには、心身は一所懸命になって、自然治癒の働きをします。ですから、いっぱんに、病気が重いと言われるときの症状の中には、その人のもつ自然治癒力の働きが混じっており、しかも、重いときほど、その人のもつ自然治癒力の働きのうちの、最も優れたもの、伝家の宝刀が出ているはずです。ですから、病気の重かったときの症状をヒントにして養生法を考えてみるのがコツなのです。次にいくつかの例をあげておきますから、それを参考にして、工夫してみましょう。

❖感覚の分野

感覚の分野では、「気持ち悪い」「イヤだ」「苦しい」などの拒否する感覚と、「楽だ」「気持ちがいい」「ゆったり・のんびり」などの受け入れる感覚が中心になります。感覚を無視するのが「我慢」「頑張る」「甘えない」であり、感覚に従ってゆくのが「わがまま」です。ですから、養生のコツは、我慢や頑張りを減らしてわがままを増やす、のを基本にするのが正しいのです。しかしこの場合も、「気持ちがいい」で判定することが大切です。なぜなら、我慢が「気持ちがいい」ときもあり、わがままが「気持ちが悪い」ときもあるからです。わがままが「こころ」にとってのわがままであり、「いのち」にとってのわがままでないときは「気持ちがいい」にはならないのです。

ときに、「いのち」にとって「気持ちがいい」ことではないのに、こころにとって「気持ちがいい」ことを「気持ちがいい」と感じることもあります。たとえば、歌っていて努力して高い声が出ると嬉しくて「気持ちがいい」と感じますが、それが「こころ」の欲からのわがままであり「いのち」にとってのわがままでないなら、喉が苦しくて長続きはせず、やはり少し音程を下げて歌うほうが「気持ちがいい」へと変わるはずです。この難しさがしばしば起るのは「前向きに」です。「こころ」にとって『気持ちがいい』か、「いのち」にとって『気持ちがいい』かと考えるようにしましょう。

結局のところ、わがままと「気持ちがいい」とを大切にしておくと、はじめのうちは歪んだこころの癖としての「好き」「嫌い」によって間違った判断をしても、次第に正解に近づいてゆくのです。

感覚の分野を参考にするのは、いつの場合も大切です。そしてこの分野の自然治癒力はつまるところ、『気持ちがいい』『気持ちが悪い』の二つのグループだけですから、練習は簡単です。そして、心身の参り方がひどいときには、次にお話しする運動の分野の自然治癒力は、もう発揮できなくなっているので、この「気持ちがいい」「気持ちが悪い」の二つだけを使うしかないのです。体力が弱っているときや、脳がひどく参っているとき、たとえば、うつ病がひどいときや、病気が長引いているときがそれです。しかも、そのような参ってしまっているときには、「気持ちがいい」「気持ちが悪い」の感覚は、とても鋭くなっています。言い替えると、感覚が「正直なわがまま」になっています。ですからとくに、このわがままになっている感覚を大切にして、それに逆らわず従ってゆくのが養生のコツなのです。

❖運動の分野

次に、運動の分野での自然治癒力の表れについてお話しします。この分野は、とても種類が多いので、注意して工夫すると、あなたの養生生活は、いろいろと進歩します。ボクが患者の皆さんにお勧めしている方法をいくつかお話ししておきますので、ちょっとしてみて『センサーとしてのからだ』が『気持ちがいい』なら、ときどきしてみてください。もっと自分に「気持ちがいい」ように改良すると、さらに有効です。「気持ちが悪い」ならば、あなたに合わないのですから止めてください。

①貧乏ゆすり

貧乏ゆすりをする人は多いですね。いかにも落ちつかない、イライラした印象になりますので、子どもに貧乏ゆすりを止めさせようとする親が多いし、止めようと自分で努力する人もいます。それは間違っています。貧乏ゆすりはイライラの症状です。そして、脳のイライラを筋肉のリズミカルな動きで発散させようとする、自然治癒力の働きなのです。そう思って、貧乏ゆすりをしたり止めたりしながら、脳の気分に注意を向けてみましょう。そうすると、貧乏ゆすりをしているときに、脳が『気持ちがいい』のだという感じがつかめるはずです。『入江フィンガーテスト』で確かめてください。そうしたら、リズミカルで単純な繰り返しの筋肉運動、たとえば、散歩、ジョギング、ダンス、ピアノを弾く、トントントンと大根を刻む、レース編み、などのうち、やってみて「気持ちがいい」ものを健康法にするといいのです。『振顫無尽』はその純粋形です。

②叫　ぶ

苦しいとき、感情がたかぶったとき、あるいは気づまりのとき、大声をあげたり溜め息をついたりする人がいます。その人は、自分の心身に溜まっている悪い気分（邪気）を声や呼吸で発散しているのです。『あくび』はその純粋形です。ですから、カラオケ、詩吟、腹式呼吸、などをするといいのです。それに似たもので、いろんな思いが溜まっているときに、人のいないところでブツブツと独り言をいうのも、いい方法です。手紙を書こうとしていて、文章がまとまらないときに、独り言を使って文章作りをするのもいいものです。『自分の声を脳に入れる』について、第十二章『フィードバック』で紹介しています。

③『逆をする』

たとえば、受験勉強をしている少年は、一人で、家の中で、机に向かった前屈みの姿勢で、もっぱら目を使って、文字を読む、そして能力の向上を目指しています。この逆すなわち、他人と一緒に、屋外で、背中を伸ばし足や他の体の部分を使って、視覚以外の聞く・嗅ぐ・触る・味わうを使って、文字から離れて、向上や上達などと無縁の生活をする、が心身の健康法なのです。ゲームセンターや非行の極みである援助交際はその条件を多く満たしているので、あれは哀しい健康法なのかもしれません。

皆さんの生活を観察して、できるだけ逆の部分が多いように、健康法の工夫をするといいのです。もっと簡単な例では、テニスのあと、利き腕でないほうでラケットの素振りをするとか、パソコンなどで目を酷使したあとは、目を閉じて他の感覚器官を使う活動、たとえば音楽を聞くとかコーヒーを飲むとか猫を撫でるなどが脳の養生になります。

机に向かって前かがみになって仕事をしていて、疲れると背伸びをしたり、首を回したりする人は多いものです。そのような人々が、休憩時間にラジオ体操をしています。すべて、正しい健康法です。一般に、疲れを引き起こしたことの逆をするのが養生のコツです。屋内で仕事して疲れたら屋外へ、動きの少ない仕事で疲れたら運動を、両腕両脚の無目的ブラブラ運動をする、人と会った後は一人になったり自然の中を散歩する、理屈や論理を考える仕事の後、漫才を聞いて気晴らしする、などです。現代のストレス状況の逆をたくさん含んでいるのは温泉の露天風呂です。どんな逆がいくつ含まれているか数え上げてごらんなさい。近頃の露天風呂温泉のブームは自然治癒力の表れであることが分かるでしょう。露天風呂の中では、できるだけ体を緩めて、死んだような気分でいるのがコツです（『ちょっと死んでみる』参照）。

④破　壊

病気が悪いとき、気が立って、物を蹴とばしたり壊したりする人があります。そのような人は、元来おとなしい人が多いのです。そのような人は、つね日頃、何かを壊すような活動をしたらいいかもしれません。昔なら薪を割る、いまならボーリングやゴルフの打ちっぱなしやバッティングセンターなどがいいでしょう。サッカー・ファンが増えているのは、蹴飛ばすことが養生になる状態の人が増えているからかもしれません。テレビでサッカーの試合を見るだけでなく、ボールを買って蹴ってみましょう。あるいは空のペットボトルや枕などを蹴飛ばして、『気持ちがいい』かどうか、テストしてみましょう。

⑤ミニ断食

ストレスに遭うと食欲がなくなる人がいます。なんとかして食欲を出そうと薬に頼ったり、お酒の助けを借りて食事を詰め込もうとします。考えを変えて、一日断食をしてみたり、一日一食にしてみると食欲が回復することがあります。ミニ断食です。これで、食欲が回復するだけでなく、原因であるストレスに押しつぶされない心身の強さ、が出てくることさえあります。専門家の指導で行う本格的な断食療法は、そうした自然治癒力の強化を狙った養生法です。ただし、本格的な断食療法は自己流養生法としては危険ですから、ミニ断食で少しばかり効果を得るのです。

⑥『週末蒸発』

過労になったり、うつ状態のときには、もう生活も人生も何もかも放り出したい気分になります。そのときには、目的をもたないブラブラの旅がいいものです。過労は毎日の「目的追求・設計生活」からきていることが多いからです。汽車の時刻表と民宿のガイドブックと現金だけ持って駅に行き入場券で入り、なんでもいいからそこに停まっている列車に乗ります。できれば鈍行列車がいいでしょう。滅入っている気分に合います。発車したらしばらく窓から景色など眺め、気分が一段落したら時刻表を見たりして、どこへ向かっているのかを見て、降りる駅を決め、車掌が来たときに切符を買います。その日の宿は民宿ガイドで探し電話で予約するといいでしょう。民宿は、現在も過去もない旅人として、その地の生活者に触れる安らぎがあります。うつ状態になる人は、元来、自分で選び、自分で決めることが向いている人です。そうした素質が、他者の設計に従わされるばかりの不自由な日々に疲れているのです。週休二日を利用してミニ蒸発をするのは、日常の逆をすることです。

⑦のたうち回る

二日酔いのとき、高熱が出たとき、運動をしすぎた夜、などに、寝床でのたうち回ったことのある人は多いでしょう。あれは、苦しいときには良い方法です。そして、あののたうち回りは、背骨の調整や全身の筋肉のほぐしの効果があります。体であれこころであれ、苦しくて仕方がないとき、こののたうち回りをしてみてください。『気持ちがいい』ならば、しばらやっていると、そこから次のアイデアが湧いてくることもあります。洋式のベッドはのたうち回りをするのに向きません。柔らかな布団の上もやりにくいのです。畳の上がいちばんです。『振顫無尽』と組み合わせることもできます。

⑧『ちょっと死んでみる』

うつ的な気分になったとき、死にたくなる人は多いものです。これは症状です。ですから、ここにも自然治癒力の表れがあります。それを活用するのが、『ちょっと死んでみる』法です。これはヨーガの死体のポーズの応用です。図15‐1に示すように、仰向けに寝ます。このとき、掌を床に向けてください。掌と足の裏は同じ方向を向いているほうが体にとって『気持ちがいい』です。そのことは、『入江フィンガーテスト』や『舌トントン』で確かめることができます。

そして、目を閉じて「わたしは死んだ」とこころのうちでつぶやきます。次に、死んだわたし

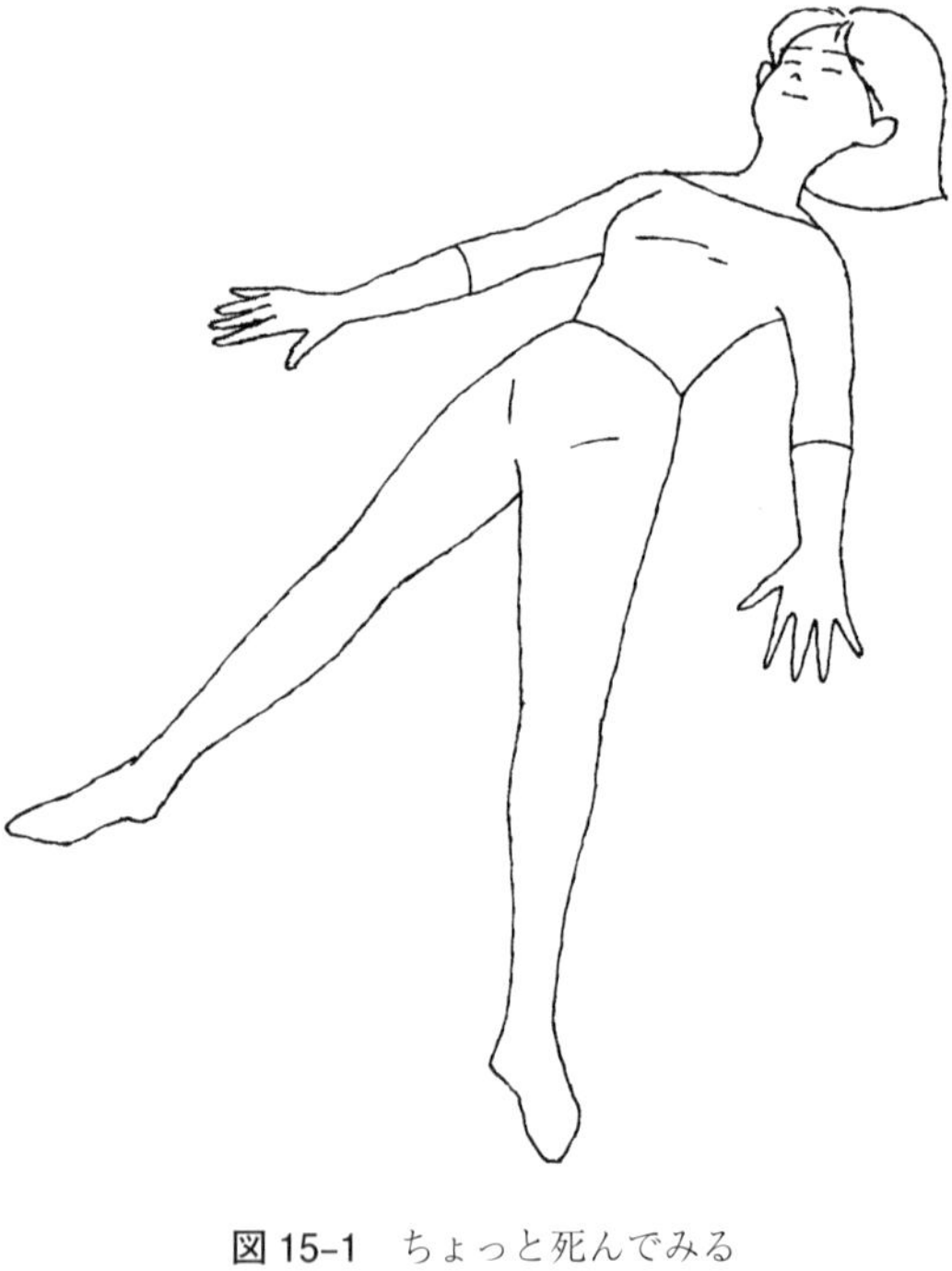

図 15-1　ちょっと死んでみる

の体から、皮膚や肉が溶けてゆき、大地に吸い込まれてゆき、きれいな白骨だけが残るとイメージします。そして、白骨をつないでいる靱帯も溶けて流れ、白骨はパラパラになるとイメージしましょう。ここで、「風が吹くと骨が揺れる」と「こころ」でつぶやいて、風が吹く代わりに、ごくかすかに体を揺らしてみましょう。そうすると、まだ皮膚や肉が溶けきっていない部分が感じられます。そこに注意を集中して、「溶けてゆく溶けてゆく」とイメージしましょう。

全身の白骨がパラパラになったら、その状態を、一分でも五分でも好きなだけ続けます。このときも『気持ちがいい』が大切です。

死んだ状態が続いたら、次に、「わたしは生まれ変わる」と「こころ」のうちでつぶやきます。まず手足の先から中心へ向けて、次々に骨がつながってきて、そして大地の中で浄化された肉と皮とが地からわき上がって骨を包みます。胸や顔のところで肉や皮が合わさって全身が完成したら、目を開きます。そして起き上がってください。どうですか。いま『気持ちがいい』なら、この方法はあなたに合っているのです。気が向いたときにしてください。

考えてみると、死ぬことは、すべてを投げ出すことの極致、終極の『退行』ですね。この方法を寝る前にしてそのまま眠ってしまう人もいます。そして朝目覚めたときに、「生まれ変わる」をするのです。考えようによっては、睡眠は一時的な死とも言えますね。

⑨幽霊になってみる

死にたいと思っていても、すべてを投げ出したいわけではないことは多いのです。それを発見するのに、「幽霊になってみる」という方法があります。

まず、自分が死んだら幽霊になるだろうか、と自分に問うてみます。幽霊にはならないだろうと思えるなら、すべてを投げ出したい状態でしょう。幽霊になるようなら、その幽霊は「どこに、誰のところに」現れて、どんなセリフをしゃべるかなぁと想像して、小声でそのセリフをしゃべってみましょう。その声も耳から脳に入れると良いのです。そのやり方は『自分の声を脳に入れる』を参照してください。

声に出してみると、投げ出してしまえない自分の思い・恨み・未練が分かります。そして、その思いをどう生かすかと考えると、これからの進む方向が見えてくるものです。『雑念散歩』が有用です。

❖ 生理的分野

これまでの工夫は、自分の意志でする動きです。しかし、心身が活動として行う自然治癒の働きの中には、飲みすぎて吐くときや下痢や風邪のときの発熱のように、生理的な働きの領域のものも多く、実際にはそのほうが多いのでしょう。しかし、それを養生法として活用するのはなかなか難しいものです。二、三の例をあげてみますから、工夫してみてください。

突然脈が速くなる人がいます。慢性のストレス状態にある人です。心電図などとってみても、負荷心電図をとってみても正常ならば、考えを変えて、脈が速くなるのがストレス解消を目的とする自然治癒力の表れなのではないかと考えて、毎日、短時間でも脈の速くなる運動をしてみてください。はじめは不安でしょうから、心臓の専門医に頼んで、検査用のトレッドミル（回転するベルトの上で歩く運動器具）で運動させてもらい、次第にジョギングなどに移ったらいいでしょう。ちなみに、突然脈が速くなる不安障害（心臓神経症と呼ばれることもあります）は、生来スポーツに優れている人が生活上の都合からスポーツをやめたあとに起こることが多いのです。つまり、その人の心身は脈の速くなる活動を求めているのです。

慢性のストレス状態にある人で、突然にワーッと体がほてったり寒くなったり、暑くもないのに汗が出たりする人がいます。いわゆる、「自律神経失調」の状態です。このような症状の人で、心臓が正常で高血圧もない人なら、サウナで汗をかいたり、風呂で体を温め、そのあと続けて水風呂に入るのを交互にするのがよいかもしれません。通常はこれは自律神経の鍛練法と考えられていますが、症状自体を模倣して、ストレス解消をしていると考えてもいいでしょう。ただし、この方法も、はじめは、専門家に付き添ってもらったほうが安全です。幸い、最近では、温泉療法などを備えている病院もできていますので、そうした病院で相談してみましょう。あるいは、皮膚が刺激されることを求めているのではないか、と考えて、乾布摩擦とか亀の子たわし摩擦をしてみて、『気持ちがいい』なら続けてみるのがいいかもしれません。体力のない人の場合は、掌で全身を摩擦するのがよく、そのとき、右の掌で左半身を、左の掌で右半身を摩擦するのが有効です。掌摩擦については、『撫でる』をごらんください。

〈付言〉①以上いろいろと工夫のヒントを述べましたが、思いついたことは、必ずチョットしてみて、している最中とその直後に『気持ちがいい』ならば続けてするし、そうでないなら止めておくことにしてください。『センサーとしてのからだ』で判断した結論が最も正しいのです。している最中に、『入江フィンガーテスト』や『舌トントン』をしてみて、いま心身が喜んでいるか、不快に感じているかで、その養生法が自分に合っているか合っていないか、もっと続けるかこの辺で休むか、を確かめるようにしましょう。「快・不快」という心身の感覚が、永年にわたって無視されたせいで、うまく働かなくなっているのが精神科の病気になる人の大きな特徴です。そのような人では、養生のための羅針盤である『センサーとしてのからだ』の感覚がうまく働かなくなっている、あるいは、働かないようにトレーニングしていることがあります。

②精神科の病院で長年働いている人がよく知っていることですが、一般に、精神病が悪くなったときには、その人の健康なときの特徴と正反対の雰囲気になるものです。すなわち、静かな人は騒々しくなり、元気な人は落ち込み、明るい人は陰気になり、温和な人は暴力的になり、お喋りの人は無口に、協調的な人は突っかかるようになり、素直な人はひねくれ、親切な人は意地悪に、臆病な

人は大胆に、つつしみ深い人は奔放に、禁欲的な人は色好みに、その他、あげればきりがありません。この様子を見て、健康なときの様子はメッキであり、病気になると地金が出るのだと考えるのは間違いです。いつもの生活習慣の『逆をする』のが養生のコツなのだと考えるようにしましょう。『逆をする』というやり方は、病気の予防としての健康法に応用するととくによいのです。

③ヒトは、他の動物と違って、意味・象徴の精神世界をもっています。そのことも養生のヒントになります。たとえば、精神的な混乱がひどいときに、着物を全部脱いじゃって裸になる人がいます。女性に多いですが、男性にも増えています。男性の例を見ていますと、それまでの人生で、さまざまのしがらみで窮屈であった人が多いのです。そのことから推測すると、裸になる女性が多いのは、女性は社会で置かれている立場のせいで、人生の束縛や窮屈を耐えてきた人が多いからだと思います。このことをヒントにした健康法が、外国でさかんなヌーディスト運動です。露天風呂の「気持ちがいい」にも、同種の解放感が加わっています。しかし、もっと意味・象徴を使ってやることもできます。自分の生活を細かに観察して、自分を縛っている固定の規則や習慣を脱ぎ捨てる時間をもつのです。旅行がその典型です。それも、まったくスケジュールを定めない、いき当たりばったりの旅行・放浪者のような旅行がよいのです。『週末蒸発』をごらんください。もっと手近なところでは、職場や学校への行き帰りの道順を、いままでの固定したものから時々変えて、道草をするのがミニ旅行の効果になります。服装を変えたり、髪形を変えたりするのも、自由・伸びやかの象徴です。学校や職場から帰宅したらすぐに、シャワーでもあびて、着ている物を全部　雰囲気の違う物に変えるのも、「いのち」の疲れをとります。

自分ではやらずに、放浪者の記録や映画をみて解放感を味わう、というやり方は、さらに高級な、人間らしい、意味・象徴を使ったやり方です。放浪の俳人「山頭火」がブームになっているのは、人々のこころの窮屈感がひどくなっているからでしょう。ただし、健康法としては、現実に自分の身体を使うほうが効果は濃く・確実です。高級な方法ほど効果が薄いものです。

第十六章　『養生のための図柄』

診断や治療や養生についていろいろな考えや方法がありますので、自分で考えたり勉強したりすると却って頭がこんがらかってしまい勝ちです。この本でもいろいろな方法を書いていますので、それらを纏める物語をお話ししておくのが役立つでしょう。第一章の考えを図柄としてまとめたものですから、第一章の『資質と学習』と並べてお読みください。「図柄」と言いますから図を描いたらよさそうですが、ここで図を描いてそれを皆さんが眺めると、「物語」の雰囲気が薄れて「理論」の雰囲気になりますので、図は描きません。皆さんが読み進めながら自分自身の体の中に、いのちの図柄を描いて読み進んでくださると物語の雰囲気になります。

いのちの図柄は「歴史」の層構造です。自分といういのちの歴史です。そしてその歴史は地球上のいのちの進化の歴史の写し絵です。その歴史の到達点としていまがあるという図柄です。そしていのちの基本活動は『折り合いをつける』です。

①まず中核として「与えられたもの」があります。基本部分から順に「遺伝子が担う資質」

「胎内環境」「育児環境」の部分がそれです。恐らくそこでも『折り合いをつける』活動は参与しているのでしょうが、現時点での自分にはどうにもできない「与えられたもの」です。種々の精神疾患・発達の障害・気質・『愛着障害』などが関係します。正確にはそれらの「与えられたもの」に『折り合いをつける』活動が現状を形造っているのです。この領域に対する治療や養生は「与える」要素が大きくなります。

②乳児期以後の成長の歴史は、「与えられたもの」やその後の外界との関係でどう『折り合いをつける』かの努力で「学び取ったもの・学習」が大きな割合をしめます。「個性」などと呼ばれます。この領域に対する治療や養生は「学習」の修正や補充です。「訓練」です。また、身についているのに脇に置かれて使われなくなっていた「学習」結果のリサイクルもしばしば有用です。「忘れた歌を思い出す」です。

③多くの「発病」は個性が外界環境・社会環境へ「適応不全」することで生じます。適応不全では脳が機能不全になりますから、薬物を使うことにもなります。つまり、薬物療法は対症療法・一時しのぎ・時間稼ぎの類です。そうしておいて、個性に相性の良い環境へ移動する、あるいは外界を自分に合うように変えていくのが根本対策です、いのち本来の『折り合いをつける』方策です。その方策で上手くゆかないときには自分を変えることが選ばれます。「進化」のメタファーです。「考え方を変える」「やり方を変える」などです。

退却して捲土重来を図るやり方は薬なしでの時間稼ぎであると同時に学習体系の立て直しです。『退行』と呼ばれます。退行の状態で目指すのは、貯蔵されている学習経験をリサイクルして再登場させることです。「昔取った杵柄」「温故知新」「根源回帰」などと名付けられています。学習体験群はいのちにとっては付加物ですから、『折り合いをつける』機能を不自由にする「癖」として機能します。ごちゃごちゃと集められてかえって使い勝手の悪くなっている学習経験群が整理されて伸びやかになった瞬間を「悟り」「解脱」などと呼びます。そこから「再出発」となります。ごく大雑把に言うと、①の段階への回帰です。本性に目覚めるであり、自己の確立です。ですから、養生の目指すところは「変え得るものは変え、変え得ないものは生かして生きる」「自分らしく」です。「自己実現」とも言います。

本書の中のいろいろな方法を、この図柄のどのあたりを担当しているのかと考えてくださると整理・理解がしやすいでしょう。

学生時代に家庭教師をしていたとき、その子の得意な科目だけを勉強させていたらお互い楽しくて意欲が出て、放って置いた他の学科の成績も上がりました。どの子も皆そうでした。脳の機能はバラバラでもあり繋がってもいるから、一部分が伸びると他の機能も育つので、『発達障害』や『認知症』の人のダメなところを探してそこをどうにかしようとしても、「無い袖を振る」努力で「くたびれ儲け」になるだけです。その人の過去の記録のなかから「原因」を探すよりも、活用できる「可能性」を探すほうが、役に立ちます。急性期の病気でないときにはことにそうです。さらにまた、「症状」とラベルされるものは自然治癒力の歪んだ現れを含んでいることが多いので、「症状」を消す作業は自然治癒力の努力までもチャラにする行いです。消そうとするのでなく、症状に密かに現れている「可能性」を見つけることが役に立ちます。認知症の人への「運動療法」は「徘徊」に現れている可能性を活かしているのです。自然治癒力に『折り合いをつけて生きる』工夫です。第一章で、自然治癒力とは『折り合いをつけて生きる』機能だとお話しました、それはいのちの無意識な活動です。この本の全体は自然治癒力に『折り合いをつけて生きる』意識的工夫を列記しているといってもいいのです。

①資　質

資質とは与えられたものです。それが純粋に表れているのは幼稚園時代の様子です。選び取ったものや押し付けられたものの割合・汚染が少ないのです。『退行』は資質の再開発・リニューアルという養生法ですから。幼稚園時代の生活を思い出して「忘れられていた資質」を発掘してください。特に大切なのは、当時の雰囲気への回帰です。癒しのコツです。

②いま・未来

治療であれ養生であれ、未来へ向けての「いま」なのです。そこで奮闘しているのは自然治癒力すなわち無意識の『折り合いをつけて生きる』ありようです。これに『折り合いをつけて生きる』意識的養生は『気持ちがいい』『気持ちが悪い』の判定を羅針盤にします。羅針盤に逆らうのが『頑張る』です。第三章をごらんください。

③選び取ったもの・捨てたもの

未来を目指すとは選び取る作業です。わたしたちの人生は選び取ったもので構成されています。人生が挫折した時、歴史を振り返り、「選ばなければ良かった」と反省するのではなく、捨てたものを探してください。その中には、資質と相性が良いのに、当時の事情で捨ててしまった生き方が含まれていることが多いのです。それを探し当てて、遅まきながら、これからの未来に生かすことは資質にリフレッシュの場を与える養生法です。定年後に大学の聴講生になるとか、市民マラソン、ボランティア活動とか、『週末蒸発』とか、芸能人のファンとか、プラモデル、などなどが「捨てられた生き方」の再雇用である時に癒しの効果が大きいのです。

第十七章　薬など

治療は「いのち」のために選び取られるものです。なかでも薬は「選び取られるもの」の典型です。選び取るときの方針は二つです。一つは自然治癒力の『折り合いをつける』働きが危機に瀕しているときの緊急援助です。二つ目は自然治癒力の手助けです。緊急援助については、医師の領域です。うまく行くとその時期は過ぎて、手助けの時期に移ります。養生の領域です。そのことから考えると、治療が順調にいって、だんだん普通の生活ができるようになって、薬を減らしてゆくときには、まず、薬のなかで最も即効性のものを抜いてゆき、次に、ゆっくり効いてくる薬を減量し、漢方薬やサプリメントは最後まで残すのが正しい手順だということになります。その際、抜いてしまった即効性の薬は、臨時に飲む手持ちの頓服薬にします。ただし、即効性のものほど副作用についての知識が必要です。それなしには危険です。

一般に漢方薬は、体を整えるものですから、その時々の体の状態に合わせて選ぶのが正しく、症状や病名で選んでもピッタリしたものが選べないことが多いのです。ですから、風邪には〇〇、咳には○○、不眠には○○、と考えても、なかなか的中しません。漢方薬がいまの自分の状態に合っているかどうかを確かめる方法を、信頼性の大きいものから順にあげてみます。

①飲んでみて状態が良くなる。これがいちばん確かです。百パーセントです。漢方薬は効き方がゆっくりだと言っても、何日もかかるわけではありません。効き「始める」のは数時間だと知っておいてください。飲んで数時間経って「気持ちがいい」なら有効だと思っていいのです。自分で行う「人体実験」です。

②飲み込むときに匂いや味やその他の飲み心地が「気持ちいい」これが次です。感覚の繊細な人（もともと繊細な人もいますが、病気が長引いてこじれた人は繊細になることが多いのです）では八十パーセントほどの的中率です。ですから、「良薬は口に苦し」は間違いです。苦い漢方薬でも、合っているときは、その苦みが「気持ちいい」ものです。そして、体の状態が変わると同じ漢方薬が合わなくなり、その苦みを「気持ち悪い」と感じるようになります。このように、体の反応は確かなものですから、それを活用するために、エキス剤になっている漢方薬も、お湯に溶いて匂いや味が分かるようにして飲むのが正しいのです。エキス剤の漢方薬は、インスタント・コーヒーと同じで、もともとお湯で煎じた液を乾燥させて作ったものですから、もとのお湯の形に戻して飲むのが当たり前であり、こうしたほうが本来の効き目が出るのです。

③からだの「気持ちがいい」「気持ち悪い」の反応を引き出す『指テスト』や『舌トントン』で

薬を選ぶのがその次に的中率がよいのです。これは上手・下手でいろいろですから、九十から六十パーセントの的中率です。練習すればするほど的中率はよくなります。

④漢方の勉強をしている専門家、つまり医師や薬剤師の判断はその次です。この場合は、勉強や経験の差で、上手・下手は極端に違いますからパーセントで示すとすれば、九十から零パーセントまでありますし、とんでもない副作用の危険もあります。よく勉強している専門家かどうかを見きわめることが大切です。どんなに勉強していても、知識は一般論ですから、いまの自分に合うかどうかは自分の体の反応すなわち「人体実験」で決めるようにしましょう。養生においては、専門家の意見は多様な選択肢の一つであるにすぎません。

⑤最近では、患者自身で漢方薬を選べるようにと、いろいろな手引き書が出ています。これは、専門家の勉強と同じものですから、そうした手引き書で勉強して、①から③までの方法を使って研究してゆけば、自分自身の養生についてだけなら、専門家以上の上手になれます。本はいろいろありますので、本屋で立ち読みして選んだり、専門家の推薦する本を選ぶのがいいでしょう。素人の勉強法を教えることのできる専門家はよく勉強している専門家であると判定していいようです。現時点でボクがお勧めするのは下記の本です。

「ビジュアル版　漢方薬・生薬の教科書」花輪壽彦編　新星出版　二〇一五

「Dr.浅岡の本当にわかる漢方薬」　浅岡俊之著　羊土社　二〇一三

⑥同じような病気や症状の他人にある薬が効いた、という話を聞いたり、新聞や雑誌や広告で知って、それを試すのが最も的中率が低いのです。あなたのいまの体の状態とぜんぜん合わずに、ひどい副作用が出るのは、この場合です。このことは、最近あふれている、健康食品や健康法についてひんぱんに起こっています。ひどい副作用になって、漢方薬や健康食品が嫌いになっている人がありますす。その人は、最初から①の方法を使って人体実験し、自分に合うか合わないかを決めたわけで、その結果、合わないと分かっただけです。そのような勇敢かつ危険な冒険の前に、『指テスト』などを使って選ぶという、安全な方法を練習しましょう。

⑦町の薬局に行くといろいろな売薬やサプリメントであふれています。日本人は薬好きだと言われます。それを悪口だととってはなりません。健康維持について、自分でなんとかしようとする意欲的な民族性だと思うことにしましょう。民間に言い伝えられている薬草や健康法もいろいろあります。それらは皆過去の誰かに有益であったから伝承されているのです。しかしあなたに有益か有害かどうか、正確にはいまのあなたにとってどうなのか、まったく分からないのです。風説に乗せられるのでなく、いまの自分に合うかどうかを見定めてください。自分でなんとかしようとする意欲の発露です。その一助として『指テスト』『舌トントン』『センサーとしてのからだ』を紹介しましたが、その結果とて参考資料にすぎません。自分の心身全体で判定しましょう。そう心がけると心身の感性がシャープになり、巧みな言葉に操られることのない自分になれます。

その姿勢は「だまされない自分」として、「詐欺電話」への対処など生活や人生全体にまで広がることさえあるのです。

第十八章　いろいろな症状や病理への対処

第一章でお話ししましたように、病態・診断に対して専門家による治療があり、症状・苦痛に対しては、当人による養生法があります。ボクの外来に来られる方の「気持ちが悪い」状態には、専門家さえも的確に原因を診断して原因治療ができない場合が多いのです。ここでは、しばしば見られる症状について、対処法や養生法をお話しします。

❖頭痛

急性の激しい頭痛は痛み止めなど飲まずに、脳外科を受診することをお勧めします。命に関わる場合があるからです。つまり、的確な原因治療ができる場合です。ただし、慢性の頭痛の多くは脳外科的な病気ではありません。脳外科に受診する前でも後でも、次のような方法を試みてみてください。

①筋緊張性頭痛

日常の頭痛で最も多いのはこれです。ストレスが原因だと考えられていますが、それは少ないのです。多くはヒトの特徴である重い頭蓋のせいです。デスクワークやスマホ熱中などのうつむいた姿勢を続けていると、わずかですが、頭骨と第一頸椎との接点がずれて、頭骨が前方へずり落ちます。それを防ごうとして背中側の筋肉が緊張して引っ張ります。それがこの頭痛の原因です。いま一つは『中心軸』のズレです。「前向きの生き方」で『中心軸』が前方へズレます。どちらにせよ、肩こりと頭痛が同時に起こります。これには、前方にずり落ちている頭蓋を後方へ戻せばいいのです。『チーターの体操』が著効を示します。むち打ち症などで首に損傷がある場合はしてはいけません。

②水毒による頭痛

水の溜まりやすい体質のヒトは、湿度の高い季節や飲みすぎた翌朝に脳内の水分が多くなって、めまいや頭痛を起こします。漢方の「五苓散」や「苓桂朮甘湯」が有効です。ドラッグストアで『8の字センサー』で選びましょう。一包で良いほうに向かわないなら外れです。

③冷えによる頭痛

「呉茱萸湯」という漢方やその他にも有効なものがあります。まず『冷え性』の診断をしてみましょう。

④『瘀血』による頭痛

血液ドロドロで血流が悪くなっている場合には、肩こりもあるので、①と紛らわしいです。治療は漢方の専門医を受診するのがお勧めです。『瘀血』をごらんください。

⑤歪みによる頭痛

偏頭痛と呼ばれているものの中に、本物の偏頭痛ではなく、体の歪みに原因がある痛みが混じっています。その場合はたとえば、左の偏頭痛・左の耳鳴り・左の肩こり・左の膝痛などと体の片側に集中していろいろな症状が起こります。『チーターの体操』をしても良くならないなら、ソフトな整体の専門家に相談しましょう。

❖ めまい

まず血圧を測りましょう。高血圧でめまいがあるからです。血圧が正常なら、立ちくらみには「苓桂朮甘湯」、メニエール症候群のような回転性のめまいなら、「半夏白朮天麻湯」が効くことが多いです。念のため脳外科受診がお勧めです。

❖『冷え性』

冷えは万病の源と言えるぐらいさまざまな病気を引き起こします。健康法の出版物の主要なトピックです。血流が原因の場合は、『瘀血』によるものや自律神経失調によるものがあります。それぞれの治療が主体になります。本物の「冷え」は「骨まで冷えている」状態で、深刻です。これを正確に診断することが大切です。

冷凍庫から保冷剤を取り出し、三メートルぐらい離れたところに置きます。「骨まで冷えている」人は、この距離でも「ワー、嫌、冷たい」と反応します。まるで超能力です。だんだん近づけて三十センチの近くでもなんともないなら「冷え」はありません。どの距離で不快になるかで、冷えの程度の測定になりますから、いろいろな冷え取りの工夫の効果判定にも使えます。冷え取りの対策はいろいろあります。

①物理的方法

直接に体を温め・冷やさない方法です。必ず有効で副作用がありません。ぬる目のお湯に長時間つかる半身浴や足浴やカイロの活用や湯たんぽ、胃の中に冷たいものを入れない、靴下の重ね履きやレッグウォーマーや腹巻や寝室や寝具の工夫などがそれです。ズボンの両ポケットに小さなカイロを入れて、大腿動脈を温めると両下肢への血液を温めます。

②食　品

生姜が特にチャンピオンです。毎日いろいろと工夫して生姜を食べましょう。ただし生の生姜は刺激が強すぎ、しかも冷やす作用があります。煮たり熱を加えたりすると刺激は少なくなり、温める力が強くなります。野菜は根菜類が総じて体を温めます。暑い地域の産物は体を冷やします。だから果物は体を冷やしますが、リンゴは例外です。ボクは「木村農園」の「金時生姜」をインターネットで購入されるようにお勧めしています。

❖『瘀　血』

仰向けになり臍の斜め下左右（図18‐1）を抑えてみて強い圧痛があるなら、『瘀血』すなわち血液ドロドロです。「万病のもと」です。漢方に詳しい医師か薬剤師に相談しましょう。

❖『対人緊張』

対人緊張で悩んでいる人は多く、健康人から精神病の人までの広がりがあります。いわゆるストレスの受け手側の弱さとなっています。二種類の対策があります。

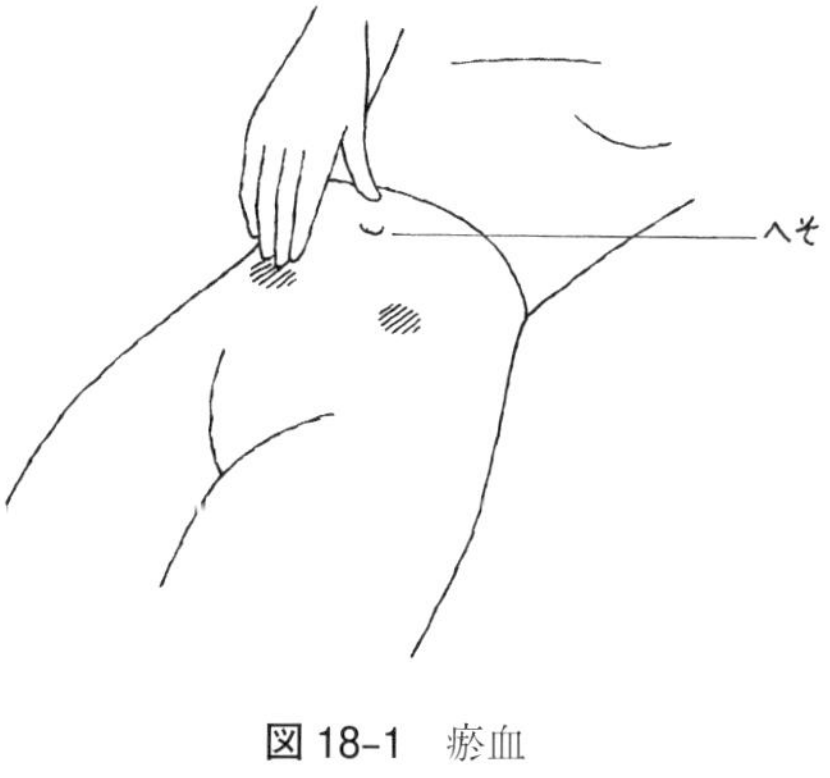

図18–1　瘀血

①その人々に共通するのは、体幹の中心軸がしっかりしていないことです。身体レベルで「自分が確立していない」雰囲気です。片足でジャンプする「片足ケンケン」を左右各十回ずつしてもらうと、脳天（百会）から脊椎の前方の縁を通って仙骨、尾骶骨、さらには『幻の尻尾』の前方の縁へ達する線（中心線）をイメージできます。次に直立した姿勢でその中心線全体を約二cmほど背中側へ動かし脊椎の中央にまで移します。これで中心線の完成です。中心線の最下部は「かかと」の中央に落ちています。その線に意識の10パーセントを常に置くようにすると「自分がある」感覚が保たれ、環境に飲み込まれなくなります。②いま一つの対策は『バリア再建』をして、そこに意識の10パーセントを置き『生体を包む気』を保持することです。文字通りバリアです。

〈付言〉①の中心軸の意識は常に存在するように、すなわち常に自分を見失わないようであることをお勧めします。

②の方はバリアですから、当然「共感・共振」の働きを薄くします。『バリア再建』をごらんください。

❖ リストカット

気持ちが追い詰められたときの「インスタント・対処法」です。『円盤の気功』が著効します。「フラッシュ・バック」が原因のときは、『指いい子』も有効です。

❖ 発達障害

最近は発達障害の子どもが増えています。自閉症、アスペルガー症候群、学習障害、注意欠陥多動性障害（ＡＤ／ＨＤ）など、いろいろの区分けがされていますが、養生の面からは区分けは重要ではありません。すべて、脳の発育の部分的な遅れだからです。共通した特徴は「人間関係の不器用」です。精神身体活動のいろいろな分野で不器用な人もいます。分野と程度は人によってそれぞれです。ですから、運動や人間関係や社会適応の点など、混乱する状況もさまざまです。しかし、結果として生活の場が狭くなるのは共通です。特定の狭い分野で優れた才能をもっていると「天才」となります。アインシュタインやエジソンはおそらくそうした例です。感覚の敏感さがあり、芸術家となる人もいます。

「不器用」はトレーニングにより、ごく徐々にですが軽くなります。ですから、「個性的な子」「大器晩成」などと言われる人の多くは軽度の発達障害だったようです。

発達障害の原因として三つのことが考えられます。

①遺伝が関係あるようです。「親に似た、人間関係の不器用」がそれです。臨床の現場ではとても多く見られます。しかし必ず子どものほうが重症です。親のほうは家庭をもち親となっているのですから当然です。遺伝による脳の特性が極端化した理由は二点考えられます。

②環境汚染はヒトという生物の進化の先端部分である脳を傷害するでしょうし、脳機能の中で

の繊細な機能部分を選択的に傷害するはずです。コミュニケーション能力が殊に不器用になるのはその例でしょう〔「発達障害の原因と発症メカニズム」（黒田洋一郎・木村純子共著　河出書房新社　二〇一四）をお勧めします〕。

③発育環境の浅薄空疎化のせいで、生来の不器用をもっている子どもの脳に発育をうながす『心身不二』の豊かな刺激・活動の機会が与えられないのが今日の環境です。

脳の機能には、感覚機能としての五感と表出機能としての声・言葉、そして行為や運動があります。それらの機能が同時に統合されて働くと「器用」であり、ちぐはぐだったり時間差があると「不器用」なのです。ですから、たくさんの機能が同時にタイミングよく行われる活動が脳の統合機能のリハビリになるのです。伝統的な子どもの遊びは、その点でとても優れています。たとえばジャンケンポンは、視覚・聴覚・発声・運動・社会活動・状況把握・駆け引き・一瞬前のデータの活用、相手の癖の参照などを同時並行的に行う脳のトレーニングです。パソコン・ゲームの貧しさと自然環境での自発的な遊びの豊かさを対比してみてください。

④経験上、大塚製薬が米国から輸入してNature Madeというシリーズで発売しているビタミンB6の一〜二錠、が脳の発育援助になります。同じシリーズのマルチビタミンミネラルの二分の一〜一錠を一緒に飲むのが良いみたいです。理由は不明ですが、社会生活で疲労している小脳部分に春ウコンを夕食後に飲むのが有効です。後頭部に春ウコンを当てて『指テスト』『入江フ

ィンガーテスト』で量を決めましょう。ときにウコンは肝臓障害などの副作用がありますから、ときどき肝臓のところに春ウコンを当てて指テストをしてください。

⑤トレーニングのほうはもっと大切です。脳機能の回復目的のトレーニングは、脳梗塞のリハビリテーションと同じ理屈で、できないことを、簡単でしやすい段階から始めて、次第に複雑で高度な機能へと進めていくのです。『進化の体操』をごらんください。

〈付言〉①発達障害は増加しています。それにつれて専門家の関心も高くなり、出版物が溢れています。ボクも「発想の航跡　別巻　発達障害をめぐって」（岩崎学術出版社　二〇一八）を出しています。本を選ぶとき、まず『8の字センサー』で選んで、次に必ず立ち読みをして、皆さんの日々の生活のなかで、養生に役立つかどうかを確かめてください。研究の歴史や診断の方法などに多くのページが割かれているものは専門家のためには役立ちますが養生のアイデアを含みません。自分にとって今日から役立つ本を買ってください。養生の工夫はまだ発展途上ですから一冊の本のごく少ないページしか役立つ部分はないはずです。

②発達障害の子どもも大きくなります。そしていろいろな精神的な心身症的な病気になったり逸脱行動を起こしたりします。表に出ている病状はさまざまですが、一様に「人間関係が不器用」という特徴があります。そしてなによりも、トレーニングで軽くはなるけど「完全には治らない」という共通の特徴があります。そして一見矛盾するようでじつは矛盾しないのは、本人は決して諦めず「なんとかして治りたい・楽になりたい」ともがき続ける点です。そのせいで、家族も主治医も

たいそう苦労します。この特徴を示している精神的な病気の人がいたら、基盤に発達障害があるのではないかと考えましょう。生来の発達障害があると、母子の愛着体験が充実しないので『愛着障害』が起こりやすいし、学童期には対人交流の不器用から「イジメラレ」が起こりやすいし、長じては社会的不器用から挫折しがちで、『トラウマ』を抱えてしまい、さまざまな不適応症候群を来しやすいのです。気分変調が双極性障害の形になることもあります。

❖ 血栓症

老化は青年期が終わるとすぐに始まります。いろいろな老化現象の中の大切なものとして血管の老化があります。「人は血管とともに老いる」とも言われます。老化の結果は血管壁の弾力性低下と血栓です。癌と並んで死因の上位にあるのは脳梗塞と心筋梗塞で、ともに血栓のせいで血流が止まったのです。

そのような病気の人には血栓のできるのを防ぐ薬がいろいろ出され医師によって処方されています。だけどすでにできてしまった血栓を溶かす薬は、飲み薬としてはまだありません。それを健康食品として開発された方があります。宮崎医科大学名誉教授の美原恒博士です。原料は南米原産の赤ミミズです。その内臓粉末に血栓溶解酵素が濃く含まれていることを発見されたのです。博士の特許をもとに、数社がカプセルにした健康食品として発売していて効果は絶大です。血栓の溶解というたった一つの効果しかないのに、実にいろいろな成人病に効果があります。その理由は、体の隅々まで毛細血管が張り巡らされていて、そのあちこちに小さな小さな血栓ができていて、赤ミミズの酵素がそれを溶かすので、あらゆる体の部分や臓器の機能が良くなるからです。自分に合うかどうかを『指テスト』『舌トントン』『入江フィンガーテスト』で確かめ、飲む量も決めてください。老化によるすべての病気によい効果が期待できます。ボクはインターネットで「ミハラルベルス」を検索し、そこで会員登録して定期購入されることをお勧めしています。

〈付言〉老齢人口の増加とともに『認知症』が増えています。「ミハラルベルス」は原理的には認知症に効きませんが、老化には血栓による脳循環の低下がありますので、認知症の薬物療法に追加すると効果が増えます。ただし血栓を防止しますから、脳出血を持っている人や体のどこかに出血のある人では止血し難くなります。手術の前には飲むのを止めなくてはいけません。『指テスト』『入江フィンガーテスト』で判断できます。

第十九章　「治療」との付き合い

精神科の病気はいろいろに分類されて、それぞれに名前がついています。そのせいで、皆さんは、精神科の病気にはいろいろな「病気」があり、それぞれに異なった治療法があると思っているかもしれません。それは、半分は正しいです。専門家は、病名ごとに治療法を工夫します。ところが、精神科の病気の分類は、何年かごとに改変されていて定まりません。他の科の病気の分類は細分類が加わるのが普通で、大分類にはさほど目立った変更はありません。それは、精神科の病気の多くは決定的な原因が分かっていなくて、とりあえず取り決めている分類でまかなっているのが実情だからです。

さらに、使っている薬を見ると、病名は異なっているのに同じ薬が使われていることは多いのです。つまり、脳を含めた心身に対して使われる薬は、病名ごとに違ってはいないのです。また、休養やリハビリテーションについての指導も、病名ごとに大きく異なっているわけではないのです。言い替えると、病名ごとのそれぞれの治療法というのは、あるにはあるけど、その多くは、たがいに重なり合っているのです。そのような実情ですから、まずはじめに、精神科医療や精神科医との付き合いについてお話ししておきましょう。

❖『治療者との相性』

病院やクリニックを代わると治療法が代わることは他の科でもあります。「治療の進め方や療養上の助言」について、医師それぞれに違いがあるのは普通だからです。だけど精神科では診断名が代わることがしばしばです。そのとき、前の診断が誤診だったと考えるのはせっかちです。精神科の診断名の多くは、そのときの状態にふさわしいと医師が考える「治療の進め方や療養上の助言」の一部なのです。ですから、治療への反応や助言の効果を参考にして、同じ医師が診断名を変えることもよくあり、そうする医師のほうが誠実であると考えていいのです。変更の理由を質問してみると、そのことがハッキリします。質問し治療の進め方について話し合いをすることが、精神科治療に限らず医療の場での患者の「義務」だと考えてください。治療という共同作業を行うパートナーとしての義務です。打ち明け話や告白はそれよりも価値の小さい対話です。

治療法も医師によりさまざまであり、そのときどきの試行錯誤なのですが、これが、養生法となると、病名ごとの差はほとんどないといってもいいのです。そのことを、まず、お話しします。これからお話しするのは、ボク（著者）の考えであり、精神科医全体の一致した考えではありません。「そのような考えの医師がいるんだなぁ」ぐらいに受け取っておいてください。

①医師との付き合い

主治医に対する信頼感は、それ自体、心身の癒しの効果があります。しかし、いまより優れた医師に出会うチャンスを逃しているかもしれません。だから、今の主治医よりもっと信頼できる医師を探すのは正当で自然です。そして、医療機関や医師を選ぶ作業は賭け事に似たところがあります。世評で優れた医師と定評があっても、あなたと相性の悪い医師では逆効果です。なぜなら、精神科の治療では、治療環境との相性が重要です。そもそも、生活環境との相性の悪さが病気の重要な原因であることが多いからです。そして、治療環境の中で最も重要なのは医師です。医師と会っているとき、診療が終わって帰るとき、『気持ちがいい』なら、あなたに相性のいい医師です。とくに、治療や養生についての、あなたの意欲や疑問に耳を傾けて話し合ってくれる医師は良い医師です。あなたの苦しみや辛さに耳を傾けてくれる医師よりも一段優れています。良いもの、役に立つもの、可能性を探そうとする医師のほうが、問題点や原因や欠点を探すことに熱心な医師よりも、精神科医としては一段優れています。精神科の病気の唯一の原因はおおむね不明であり、「もろもろの条件」の組み合わせが原因だからです。

相性の良い治療者の典型は「似たもの同士」です。そうでない治療者と永年付き合って「朱に交われば赤くなった」状態は「信者・洗脳」の結果かもしれず、いのちのさらなる展開を妨げる

『気持ちが悪い』状態になっているかもしれません。

精神科治療では入院が必要なときもあります。前もって病棟を見学させてくれる病院は、開かれた雰囲気の病院です。また、現在、病棟にいる入院患者の雰囲気が生き生きと個性的であり、スタッフとの交流が生き生きしているなら、健康増進の作用の豊かな病棟です。生き生きの雰囲気は目の表情に表れます。「生き生きと個性的である」雰囲気は建物や設備の立派さよりも重要です。

②カウンセリングとカウンセラー

カウンセリングは魔法のような技術ではありません。カウンセラーが「してくれる」のでもありません。自分で観察し、自分で考え、自分で試してみるなど、いままで自分でやっていたことを幅広く、集中的にするだけです。ただし、カウンセラーが付き添って一緒に歩いてくれますから若干心強いのです。ですから、珍しい考えや、新しい言葉を教えてくれるカウンセリングよりも、日常の常識を改めて見直したり、自分の生き方の細部を理解できるようになるカウンセリングのほうが優れています。あなたの考えや言葉を無視せずに一緒に検討してくれるカウンセラーを探しましょう。素人っぽさと専門家らしさとが渾然一体になっているカウンセラーは、おおむね優れたカウンセラーです。フランクに話し合えないカウンセリングは、あなたとカウンセラーとの、おたがいの相性が悪いカウンセリングです。

③向精神薬

薬はもともとの健康な体の中には存在しない異物です。それが体に作用している状態は異常事態です。ことに向精神薬は脳の活動に影響を与えている異物です。脳が異常状態になっているので異物である向精神薬で影響を与えてバランスをとっているわけです。バランスを保ちながら、少しずつ脳の健康な活動を再開してゆくことが自然治癒力すなわち『折り合いをつける』を刺激するわけです。その点、向精神薬のしていることは、松葉杖に似ています。最高に治った状態では松葉杖は不用になりますが、止めどきは慎重にする必要がありますし、薬を飲んでいる間は、養生の心がけを続けてください。

「薬を止めるのは慎重に」とは、いつも、止めたり減らしたりのチャンスをうかがっているという意味をも含んでいます。ですから、どんどん薬の種類や量が追加されてゆく医療は、異物を増やして脳の異常事態を増加させている医療であり、そうしなければならない特別な事情のあるときだけの例外的医療のはずです。疑問をもったら、主治医に質問してみましょう。質問への答え方の雰囲気に医師の技量と魂とが表れるものです。精神医学はまだ発展途上の技術だと表明できる医師は健康な魂の持ち主だと思ってよいようです。

❖ 病気と病名

「病気」とは本来、原因・症状・病理・経過・対処法などがそろって初めてはっきりするものです。医学はいつもそれを目指しています。悲しいことに、精神科の「病気・病名」はどの点でも明確でありません。そこで、歴史上精神科では経験に基づく「推測」で診断を行ってきました。その結果、診断する人の経験次第で「病名」がいろいろになりました。それでは研究の進歩も妨げられるので、国際会議で病名の統一を行い、「誰でも納得できる」診断基準を作ることとなり、いまもそれが続けられています。一言でいうと個々の「推測」に頼るのを減らす努力です。ところが、治療や養生などの対処法は未来に向けての作業ですから当然「推測」が必要です。それを助けるべく、これまでの対処・治療の結果を集めて、何が有効だったかを整理して、多数決で一番的中しそうな対処法を「おすすめメニュー」とする活動が絶え間なく行われています。しかし「多数決」では例外が生じます。すべての「病気」の領域で例外者の悲劇が溢れています。対処・治療は「試行錯誤」が必要です。治療者と患者と援助者とが皆参加した「試行錯誤」が現時点で最も安全で的中率の高い対処法です。医療全般に行われている「インフォームドコンセント」という手続きはその入り口です。いつもそれを心がけてくれる治療者を探し求めましょう。言いかえるといま貴方に付けられている診断名は常に「仮診断」なのです。曖昧で不確かな世界を進む人は、患者であれ家族であれ治療者であれ、皆、探検家であり研究者であり、「試行錯誤法」を行う実験の精神が大切です。思えば「人生」も「いのち」も「実験」のくり返しなのです。

あとがき

傘寿を過ぎたボクにとって最後の改訂になるので、あれもこれもと盛り込んで、歳末のアメ横やおもちゃ箱みたいになってしまいました。どうぞご自分に合った材料を採りあげて、自分用のおもちゃ箱や献立を作ってください。

同窓会に出ると、引退して悠々の老後を楽しんでいる友人たちに出会います。ゴルフや海外旅行や種々の芸術活動やら、十人十色の充実です。素敵だなぁ、羨ましいなぁと思いながらも、そうした方向へ動く気持ちが全くと言っていいほど湧きません。週二日の診療を祭日など無視して続けていますが、毎日、発見と技の進歩があり新鮮です。仕事なのか趣味・道楽なのか区別がつかなくなってしまいました。これが進むと、仕事が人生全体に滲みでて、人生が仕事全体に染みこんで、溶け合った区分けのない状態が生まれるのかもしれません。そうなったら、ただ一個の「いのち」がすべてを包含している「自足」の境地が到来するのかも知れないと空想します。そのときの「いのち」は「芸術」と呼ばれてもよく、日常目にする芸術はどれも、いまのこの究極の「いのち・芸術」のフラクタルなのかもしれません。ボクは最近、人々の人生を「この歩みは、どの程度芸術に近いかな遠いかな」と思いながら眺めるようになりました。そのやり方で、心身の健康度、いや健全度を測っているのです。ほどなく、それもしなくなるかも知れないと空想するとニッコリします。父母や祖父母を含む遠く限りない「過ぎ去ったいのち」の拡散の中に自分も融け合う日が遠くないことを思うと、落ち着きと穏やかな幸せに包まれます。母に抱かれて眠る新生児が伝えてくる雰囲気と同じものです。「独りでの幼老共生」です。思えば人生はそれぞれ一篇の物語です。本書がみなさまご自身の納得できる物語の完成へお手伝いできることを願っています。

ボクのわがままを支え続けてくれる、妻・紘子　アリガトウ

父　神田橋　肇　　平成八年一月二十四日没　　享年八十九歳

母の待つ　浄土へ　旅の草鞋かな

母　神田橋　敏　　平成十年十月六日没　　享年八十四歳

うれしいな　此の世はみんな優しくて

敏子とここに住んでいる　なむあみだ仏

祖父ちゃん・お祖母ちゃん・父さん・母さん
ジョウジです　亜紀ちゃんパパダヨ　間もなく会えます　ウレシイナ

傘寿を過ぎて

神田橋　條治

ま行

や行

ら・わ行

た行

な行

は行

さ行

索　引

あ行

か行

著者略歴

神田橋條治（かんだばし　じょうじ）
1937年　鹿児島県加治木町に生まれる
1961年　九州大学医学部卒業
1971 ～ 72年　モーズレー病院ならびにタビストックに留学
1962 ～ 84年　九州大学医学部精神神経科，精神分析療法専攻
現　在　鹿児島市　伊敷病院

著　書　『精神科診断面接のコツ』岩崎学術出版社，1984年（追補1994年）
『発想の航跡　神田橋條治著作集』岩崎学術出版社，1988年
『精神療法面接のコツ』岩崎学術出版社，1990年
『対話精神療法の初心者への手引き』花クリニック神田橋研究会，1997年
『精神科養生のコツ』岩崎学術出版社，1999年（改訂2009年）
『治療のこころ１～23』花クリニック神田橋研究会，2000～2018年
『発想の航跡２　神田橋條治著作集』岩崎学術出版社，2004年
『「現場からの治療論」という物語』岩崎学術出版社，2006年
『対話精神療法の臨床能力を育てる』花クリニック神田橋研究会，2007年
『ちばの集い１～７』ちば心理教育研究所，2007～2012年
『技を育む』〈精神医学の知と技〉中山書店，2011年
『神田橋條治 精神科講義』創元社，2012年
『神田橋條治 医学部講義』創元社，2013年
『治療のための精神分析ノート』創元社，2016年
『発想の航跡 別巻　発達障害をめぐって』岩崎学術出版社，2018年
『神田橋條治の精神科診察室』IAP 出版，2018年

共著書　『対談 精神科における養生と薬物』診療新社，2002年
『不確かさの中を』創元社，2003年
『スクールカウンセリング モデル100例』創元社，2003年
『精神科薬物治療を語ろう』日本評論社，2007年
『発達障害は治りますか？』花風社，2010年
『うつ病治療――現場の工夫より』メディカルレビュー社，2010年
『ともにあるⅠ～Ⅴ』木星舎，2014年，ほか

訳　書　H. スポトニッツ『精神分裂病の精神分析』（共訳）岩崎学術出版社
C. ライクロフト『想像と現実』（共訳）岩崎学術出版社
A. クリス『自由連想』（共訳）岩崎学術出版社
M. I. リトル『精神病水準の不安と庇護』岩崎学術出版社
M. I. リトル『原初なる一を求めて』（共訳）岩崎学術出版社
M. M. ギル『転移分析』（共訳）金剛出版

心身養生のコツ

ISBN978-4-7533-1150-7

著者
神田橋條治

2019年4月13日　第1刷発行
2023年11月10日　第5刷発行

印刷　(株)新協 ／ 製本　(株)若林製本工場

発行所　(株)岩崎学術出版社 〒101-0062 東京都千代田区神田駿河台 3-6-1
発行者　杉田 啓三
電話 03(5577)6817　FAX 03(5577)6837